HOPITAL DE LA CHARITÉ

LEÇONS CLINIQUES

SUR LES PRINCIPAUX PHÉNOMÈNES

DE L'HYPNOTISME

DANS LEURS RAPPORTS

AVEC LA PATHOLOGIE MENTALE

PAR

J. LUYS

Membre de l'Académie de Médecine.

Médecin de la Charité

PARIS

GEORGES CARRÉ, ÉDITEUR

58, RUE SAINT-ANDRÉ-DES-ARTS, 58

1890

LEÇONS CLINIQUES
SUR LES PRINCIPAUX PHÉNOMÈNES
DE L'HYPNOTISME
DANS LEURS RAPPORTS
AVEC LA PATHOLOGIE MENTALE

PRINCIPAUX OUVRAGES DE L'AUTEUR

1° **Recherches sur le système nerveux cérébro-spinal, sa structure, ses fonctions, ses maladies,** 1865, avec atlas de 40 planches, ouvrage couronné par l'Académie des Sciences.

2° **Des actions réflexes du cerveau, dans les conditions normales et morbides de leurs manifestations,** 1874, avec planches.

3° **Le cerveau et ses fonctions.** Bibliothèque internationale, 6e édition.

4° **Iconographie des centres nerveux,** 1873. 2 volumes comprenant 71 planches photographiques et 68 schèmas, avec texte explicatif. Ouvrage ayant obtenu le prix Lallemand.

5° **Petit atlas photographique des centres nerveux,** 1886, comprenant 24 planches photographiques du cerveau, avec texte explicatif.

6° **Traité clinique et pratique des maladies mentales.** Un volume de 700 pages avec figures.

7° **De la sollicitation expérimentale des émotions chez les sujets en état d'hypnotisme,** 2e édition, 1887.

ARTICLES DIVERS

1° *Contributions à l'étude anatomo-pathologique de l'idiotie* (*l'Encéphale*, 1881, p. 198, avec planches).

2° *Des formes curables de l'aphasie* (*l'Encéphale*, 1881).

3° *Des hémiplégies émotives* (*l'Encéphale*, 1881).

4° *Des lésions du 4e ventricule dans le diabète* (*l'Encéphale*, 1882).

5° *Des conditions somatiques de la surexcitation nerveuse* (*l'Encéphale*, 1882).

6° *Des changements de position du cerveau suivant les différentes attitudes de la tête.* (Lu à l'Académie de Médecine, 1884, avec planches).

7° *Recherches sur la mensuration de la tête à l'aide de nouveaux instruments céphalographiques* (*l'Encéphale*, 1886).

8° *Études sur le dédoublement des opérations cérébrales.* (Lu à l'Académie de Médecine, 1879).

9° *Des projets de réforme relatifs à la législation des aliénés*, discours prononcé à l'Académie de Médecine, 1884.

HOPITAL DE LA CHARITÉ

LEÇONS CLINIQUES

SUR LES PRINCIPAUX PHÉNOMÈNES

DE L'HYPNOTISME

DANS LEURS RAPPORTS

AVEC LA PATHOLOGIE MENTALE

PAR

J. LUYS

Membre de l'Académie de Médecine,
Médecin de la Charité.

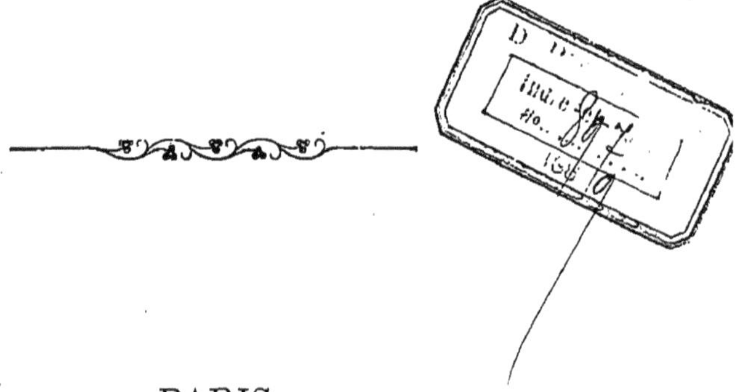

PARIS
GEORGES CARRÉ, ÉDITEUR
58, RUE SAINT-ANDRÉ-DES-ARTS, 58

—

1890

PRÉFACE

Dans les recherches nouvelles que je publie actuellement et qui sont le résumé des conférences cliniques que j'ai exposées dans ces derniers temps à l'hôpital de la Charité, je me suis proposé deux points principaux comme objectifs.

1° Synthétiser les principaux phénomènes de l'hypnotisme en leur donnant une forme nosologique plus précise, en les étudiant suivant les procédés habituellement employés dans la pathologie courante, de façon à assurer leur classification légitime dans les cadres de la Neurologie.

2° Montrer les rapports intimes qui relient ces mêmes phénomènes de l'hypnotisme à ceux de la pathologie mentale proprement dite, en faisant voir que chez les hypnotisés on pouvait développer expérimentalement les principaux éléments morbides des psychoses, et créer à volonté chez eux des illusions, des hallucinations sensorielles et viscérales, des conceptions délirantes, et même des impulsions expérimentales irrésistibles sous forme de suggestions. — Ce sont là des faits nouveaux dont je ne fais qu'indiquer ici l'existence et que je me propose de développer ultérieurement avec les détails qu'ils méritent ; je me contente de prendre date dès maintenant.

1° Dans le premier ordre de faits, j'ai confirmé la plupart des phénomènes soit d'ordre somatique, soit d'ordre psychique enregistrés déjà par les différents auteurs qui se sont occupés de l'hypnotisme, et j'ai montré ainsi qu'il existait actuellement dans la science un certain nombre de vérités acquises qui pouvaient être justement considérées comme les bases sérieuses de l'hypnotisme moderne.

A ces recherches déjà consacrées, j'ai ajouté de nombreuses expériences personnelles qui m'ont permis d'éclairer d'un jour tout nouveau certains points obscurs de la physiologie des centres nerveux.

Je me suis surtout évertué à démontrer que ces phénomènes de l'hypnotisme si suspects, si surprenants qu'ils apparaissent aux personnes qui les envisagent pour la première fois, étaient réductibles pour la plupart à des lois simples, dérivées des principes de la physiologie normale, et qu'en particulier ils n'étaient, pour la plupart, que l'expression généralisée et amplifiée de ces phénomènes d'inhibition et de dynamogénie dont les travaux de Brown-Séquard ont enrichi la science contemporaine.

C'est ainsi que, dans l'ordre des phénomènes purement physiologiques, j'ai démontré la sériation des différents états hypnotiques comme n'étant que les phases successives d'un seul processus en évolution ; — que l'état hypnotique était essentiellement caractérisé par l'obnubilation de certaines facultés, et l'exaltation compensatrice d'autres facultés, et qu'ainsi — par exemple, l'abolition de la sensibilité cutanée amenait l'hyperesthésie de la sensibilité musculaire et de la sensibilité optique, — que l'abolition de l'état de conscience du monde extérieur suscitait l'exaltation extra-physiologique des facultés de la mémoire et de l'imagination, etc. etc.

Dans le domaine des choses de l'activité psychique, j'ai pu ainsi mettre en évidence une série de phénomènes nouveaux sur lesquels les expérimentateurs n'avaient pas encore jusqu'ici porté leurs investigations. —J'ai pu démontrer ainsi : — que les régions émotives du cerveau pouvaient, au gré de l'hypnotiseur, et à l'aide de certains procédés techniques, être isolément mises en éveil avec leurs modalités les plus variées, — que l'unité psychologique de l'individu vivant pouvait être scindée en deux, — qu'on pouvait opérer ainsi un véritable dédoublement des sensations et des opérations psychiques de façon à constituer à droite et à gauche des émotions antagonistes. Le côté droit de l'individu par exemple acquiesçant à une émotion gaie et le côté gauche réagissant d'une façon opposée (1).

J'ai pu ainsi mettre en évidence ce fait qu'il y a toute une série de phénomènes qu'on attribue ordinairement à

(1) Voir mes *Recherches sur le dédoublement des opérations cérébrales*, communiquées à l'Académie de Médecine, 1879.

l'activité psychique et qui ne sont en réalité que des opérations automatiques et inconscientes ; — et, dans l'ordre des choses qui touchent aux actes intimes de la volonté, j'ai fait voir, à propos de la théorie des suggestions, combien la part de l'activité consciente est minime, et combien inversement la part des activités automatiques est grande.

Ce sont là des phénomènes précis indiscutables, aussi sérieusement établis que tous les faits enregistrés par la physiologie contemporaine, soit dans l'étude du système circulatoire, ou du système digestif et locomoteur. Et ce n'est pas sans surprise que nous voyons la génération actuelle des physiologistes, attardée dans une série de questions de technique et d'appareils, rester inerte et immobile sur le seuil de ce domaine nouveau qu'elle considère avec une mystérieuse défiance et dont elle ne cherche même pas encore à franchir les premières frontières.

2° Dans le deuxième ordre de faits relatifs aux rapports des états hypnotiques avec ceux de la pathologie mentale, je me suis évertué, chaque fois que l'occasion s'en présentait, de montrer les connexions caractéristiques qui les rattachaient les uns avec les autres.

C'est principalement dans l'état somnambulique que les points de contact sont les plus expressifs et les plus multipliés. — Je ne trouve en effet rien qui ressemble plus à un paralytique général tranquille qu'un sujet hypnotique en période de somnambulisme lucide. — C'est la même inconscience de la situation et du milieu ambiant, c'est la même *crédivité*. — Le somnambulique, pas plus que le paralytique ne sait où il se trouve ; demandez-leur le jour, l'heure de la journée, ils ne s'en doutent ni l'un ni l'autre. — Le paralytique croit volontiers tout ce qu'on lui raconte. Dans l'asile où il est amené et où il est séquestré, on peut impunément lui dire qu'il est chez lui et qu'il a acheté la propriété. Il acquiesce, et quelques heures après, il expliquera les embellissements qu'il veut y faire. — Qu'on lui dise qu'il est général, président du conseïl, ministre, il acceptera passivement toutes ces qualités nouvelles, et bien plus, cette faculté de changer sa personnalité que l'on développe si aisément chez les hypnotisés, on pourra la développer aussi chez lui avec une facilité extrême. — On pourra ainsi déposer dans son esprit des suggestions de toute sorte ; quelqu'absurdes qu'elles soient, elles y germeront, parce que la conscience est absente, obscurcie et disloquée par le fait de l'effondrement du substratum organique qui la supporte. — Le paralytique tranquille, le somnambulique lucide, alors qu'ils parlent et répondent aux interrogations qu'on leur pose, ne sont que de véritables trompe-l'œil de ce qu'ils sont en réalité au point de vue psychique. — Ils ont perdu tous les deux leur spontanéité, la notion des choses ambiantes, ils sont tous deux inconscients de ce qui se passe, crédules et amnésiques, et vivent à la merci des activités automatiques de leur cerveau qui les entraînent dans les décisions les plus imprévues : *sans la moindre participation* consciente de leur Personnalité psychique qui a disparu.

Dans certaines formes dépressives de la paralysie générale, chez des sujets atones, lents à se mouvoir, on observe encore un état spécial de la fibre musculaire qui représente, dans une certaine limite, l'ébauche de certains phénomènes de l'état cataleptique. — Si on prend leurs membres et qu'on les soulève, on constate qu'ils gardent les attitudes comme de véritables cataleptiques, qu'ils sont malléables, et qu'ils restent un temps plus ou moins long dans la situation où on les place.

En dehors de ces états psychiques si curieux et qui forment un terrain commun sur lequel le paralytique tranquille et le somnambulique lucide se rencontrent, il est encore toute une série de manifestations psychopathiques que l'on peut chez tous les sujets hypnotiques solliciter à volonté. — C'est ainsi qu'on verra que les illusions, les hallucinations sensorielles et viscérales qui constituent les éléments essentiels de la folie, peuvent être provoquées à la volonté de l'expérimentateur chez tous les hypnotiques. On peut chez eux engendrer des idées fixes, des conceptions délirantes que l'on peut faire persister même au réveil, et avec lesquelles ils peuvent vivre sous forme de suggestions greffées dans leur for intérieur, sans savoir d'où elles viennent.

Sans énumérer plus longtemps tous les éléments variés

d'une aliénation factice et passagère que l'on peut faire éclore chez les hypnotisés, nous rappellerons encore que toute la série des actes impulsifs que l'on rencontre chez les hallucinés peut être reproduite artificiellement chez eux avec ces caractères typiques de violence dans les mouvements, et de soudanéité dans l'exécution qui sont les signes caractéristiques de tous les actes accomplis par les aliénés.

Ce sont là des faits inédits, des rapprochements inattendus qui, malgré les mouvements de scepticisme qu'ils vont susciter dans le milieu contemporain, n'en sont pas moins destinés à jeter un jour nouveau sur certaines questions encore si obscures de la pathologie mentale. — Il est naturel de penser en effet, qu'en donnant à ces études qui reposent actuellement sur des données si instables et si conventionnelles, une base réelle plus large et mieux assurée ; en les rattachant par des liens plus étroits à la vie du substratum organique qui les supporte, on les reliera plus strictement aux opérations normales de la vie du cerveau. On arrivera à combler ainsi cette immense lacune qui sépare les symptômes psychopathiques des appareils cérébraux qui leur servent de supports.

L'avenir de la pathologie mentale est dans cette direction logique, et je ne saurais trop le répéter aux jeunes générations d'aliénistes qui s'élèvent : — en dehors de ces voies naturelles et réellement physiologiques, tout n'est et ne sera que confusion et discussions vaines (1).

(1) Je citerai à l'appui de mon dire la stérilité des longues discussions

Dans un chapitre isolé consacré à la médecine légale j'ai signalé les problèmes nouveaux sur lesquels les magistrats et les médecins experts allaient avoir à se prononcer. — J'ai signalé les principaux points relatifs à la responsabilité consciente des individus hypnotisés, et montré la part médico-légale qu'il fallait faire à certaines suggestions à échéance.

Dans un autre chapitre réservé à la thérapeutique, j'ai fait voir le parti qu'on pouvait tirer, au point de vue de la curation de certains états chroniques du système nerveux, soit de la fascination mécanique telle que je l'ai formulée, soit des suggestions. — Je me suis attaché à montrer que l'on rencontrait dans les actions hypnotiques, des agents nouveaux d'une thérapeutique active, étendant leur action non seulement dans le domaine des phénomènes purement dynamiques comme l'hystérie, mais encore dans celui des maladies chroniques du système nerveux à lésions fixes, qui peuvent ainsi grâce à elles se trouver notablement améliorées.

On se trouve donc amené à dire que l'hypnotisme moderne, tel que l'ont créé les travaux de Braid et de nos contemporains, tant en France qu'à l'étranger, représente actuellement une série de recherches douées de caractères scientifiques suffisamment certains pour

qui ont eu lieu à la Société médico-psychologique de Paris, sur la classification des maladies mentales et qui n'ont pu aboutir faute d'un point d'appui suffisamment solide pour servir de base à l'édifice.

lui permettre de revendiquer à bon droit une part légitime dans le domaine de la Neurologie. — Il est en ce moment en période de transition ; il émerge des phases nébuleuses qui ont voilé ses lointaines origines, et, de même que l'astronomie moderne a longtemps vécu dans l'esprit des hommes sous le nom d'astrologie en captivant leur imagination par l'affectation d'un pouvoir occulte, cherchant des rapports mystérieux entre les actes de leur destinée et certaines conjonctions des astres — de même que la chimie moderne, cette triomphante conquête de l'esprit humain, a longtemps dominé les esprits par son prétendu pouvoir de transmutation des métaux et ses recherches de la pierre philosophale — de même, il n'est pas illogique d'admettre que ces études nouvelles de l'hypnotisme qui plonge, lui aussi, ses racines dans ce fond de croyance au mystérieux qui appartient en propre à l'humanité, puissent aussi avoir, au fur et à mesure qu'elles seront mieux comprises et mieux étudiées, des destinées semblables à leurs devancières.

Elles sont sorties de leur période d'agglomération de matériaux incohérents ; elles font la synthèse des faits acquis, elles se concrètent, et ayant à leur actif un certain nombre de données acquises, vérifiées par les applications thérapeutiques indiscutables, elles se présentent à leur tour dans le monde savant en demandant droit de cité. Les thaumaturges, les sorciers, les magnétiseurs qui ont été à travers les âges leurs premières incarnations, n'ont-ils pas été pour elles ce qu'ont été les astrologues et les alchimistes pour l'astronomie et la chimie modernes, c'est-à-dire ses véritables *précurseurs* inconscients?

J'aime à croire qu'elles accompliront les mêmes destinées que leurs devancières, et que malgré les suspicions silencieuses ou bruyantes d'un milieu mal préparé et réfractaire aux idées nouvelles, elles arriveront elles aussi, par leurs propres forces, à parcourir leur évolution naturelle.

En France et à l'étranger, le mouvement de progression s'accomplit. — On ne peut en effet considérer sans surprise ces pratiques nouvelles qui, régentant la dynamique des régions centrales du système nerveux, arrivent à produire chez l'individu vivant des états psychiques qui déconcertent par leur étrangeté les personnes non initiées qui préfèrent aisément les considérer plutôt comme des supercheries que comme des phénomènes expérimentalement provoqués. — On sent qu'il y a là des forces nouvelles qui entrent en jeu, et que ces forces mystérieuses sont destinées à avoir un retentissement profond, non seulement dans le domaine de la psychologie normale, mais encore dans celui de la pathologie mentale auquel elles apportent des lumières toutes nouvelles.

Les déductions thérapeutiques qui découlent de ces études, et dont nous ne faisons qu'esquisser les principaux caractères, viennent encore frapper les esprits en leur faisant voir des applications nouvelles de ces transferts de forces nerveuses inconnues, et dont les effets sont, dans certains cas, destinés à produire des guérisons véritablement miraculeuses.

Il y là je le répéte tout un monde de faits nouveaux à enregistrer, à interpréter et à mettre en valeur; — ce seront-là les secrets de la physiologie du xxe siècle. Pour le moment, simple ouvrier de la première heure, je me contente d'apporter mon travail et de le joindre à celui d'un certain nombre d'esprits d'élite contemporains, en suivant le même chemin qu'eux; et je souhaite à ces brillantes et captivantes études le succès qu'elles méritent, dans l'espérance de leur voir fournir une carrière honorable pour l'esprit humain, et utile pour l'humanité souffrante.

J. LUYS.

Juillet 1889.

LEÇONS CLINIQUES

SUR LES PRINCIPAUX PHÉNOMÈNES

DE

L'HYPNOTISME

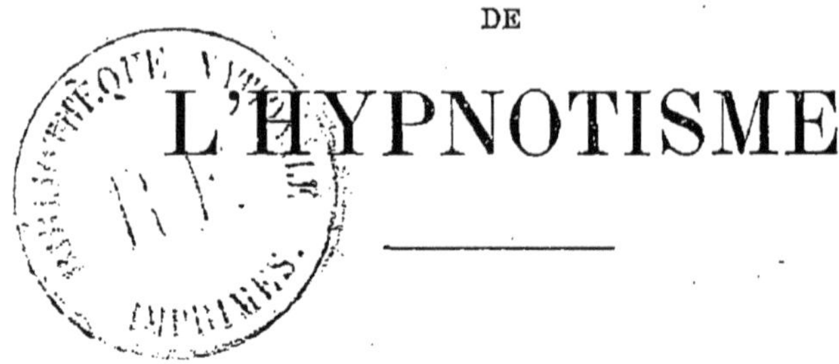

PREMIÈRE LEÇON

SOMMAIRE

1° Définition de l'hypnotisme. — 2° Caractères généraux de l'hypnotisme, au point de vue physiologique, psychologique et social. — 3° Conditions étiologiques générales : Prédisposition — Sexe — Hérédité. — 4° De la sériation des phases de l'hypnotisme. — 5° Procédés pour produire l'état hypnotique. Sommeil. — Procédés pour détruire l'état hypnotique. Reveil.

DE LA LÉTHARGIE

Symptomatologie : 1° Anesthésies ; Hyperesthésies. — 2° Asthénie, Hyperexcitabilité neuro-musculaire. — 3° Torpidité mentale (Inhibition) ; Suractivités des régions émotives (Dynamogénie).

EXPÉRIENCES : Sollicitation d'émotions dissemblables par des boules de verre de couleurs différentes. — Action terrifiante de la lumière réfléchie et réfractée par un bouchon de carafe.

MESSIEURS,

Je me propose, dans cette série de conférences cliniques que je vais exposer devant vous, de vous faire connaître d'une façon rapide, à l'aide d'expériences précises, les principaux phénomènes du grand hypnotisme, tels qu'ils ont été décrits pour la première fois en France d'une façon magistrale par mon éminent collègue de la Salpêtrière,.M. le professeur Charcot.

C'est à lui, en effet, c'est à sa féconde initiative que nous devons incontestablement les connaissances précises sur ces problèmes ondulants et divers, qui ne formaient avant lui qu'un amas de faits épars et incohérents, sans aucun caractère scientifique. C'est lui qui a su les isoler, les définir et les fixer, et, en leur donnant des caractères nosologiques précis, a constitué ainsi une branche toute nouvelle de la Neurologie, aussi légitimement assise que celle qui touche aux phénomènes de l'hystérie et de l'épilepsie.

Je vous exposerai donc les phénomènes du grand hypnotisme, tels que je les ai vus et étudiés parallèlement à la Salpétrière dans le même milieu que lui, et avec des éléments pathologiques similaires. A ces recherches spéciales, j'ajouterai une série de documents qui me sont personnels, et que j'ai rencontrés soit dans ma clientèle spéciale, soit dans ce milieu nouveau de l'hôpital de la Charité, où je me suis trouvé en présence d'une population névropathique plus jeune, plus rapprochée des périodes initiales de ses maladies, et encore je dirai même, sur les frontières de l'état physiologique.

En dehors de ces phénomènes propres du grand hypnotisme, j'aurai incidemment à vous entretenir de ceux qui constituent le petit hypnotisme, qui ont surtout fixé l'attention des professeurs de l'École de Nancy. A Nancy, on paraît ne pas avoir abordé la question de l'hypnotisme dans son ensemble, et n'en n'avoir étudié que certains côtés. Les phénomènes si caractéristiques de la léthargie ne paraissent pas, en effet, avoir sollicité d'une façon notable leur attention. Et, dans leurs nombreux et très intéressants travaux, ils se sont bornés à mettre en valeur seulement les phénomènes du somnambulisme lucide avec catalepsie concomittante, et les suggestions; —états mixtes que nous considérons comme des phases intermédiaires, et des ébauches incomplètes du grand hypnotisme imparfaitement développé.

Au fond, ce ne sont que des questions du plus ou du moins; seulement je vous ferai voir qu'à Paris, nous envisageons les manifestations diverses de l'hypnotisme d'une façon plus générale, nous ne les scindons pas, et montrons que le champ de ces études a des limites beaucoup plus étendues que celles qui leur sont assignées par nos distingués confrères.

Aux phénomènes du petit hypnotisme, je rattacherai l'examen de ces curieuses manifestations sur lesquelles M. le docteur Brémaud, médecin de la marine, a si justement appelé l'attention des médecins dans ces derniers temps, et qu'ils a décrites sous le nom de fascinations (1).

Je n'ignore pas, Messieurs, avec quelle réserve et avec quelle prudence il faut aborder l'étude de ces intéressants problèmes qui touchent aux questions les plus ardues de la psychologie et mettent en jeu la responsabilité morale; —je sais combien le scepticisme de parti pris est multiple en ses manifestations, combien l'indifférence passive des gens dont la curiosité scientifique est éteinte est profonde et décourageante; mais je pense aussi avec beaucoup de bons esprits, que ce n'est pas avec des

(1) Brémaud. — *Sur la production de l'hypnotisme chez les sujets sains de différents âges.* — Comptes rendus de la Société de Biologie, 1883.

timidités que je considère comme coupables que l'on fait avancer la science, et que, quand on se sent dans la bonne voie, il faut savoir marcher en avant.

J'estime actuellement que la somme des matériaux scientifiques recueillis sur la matière, tant à Paris qu'en province et à l'étranger, est assez importante pour qu'on puisse synthétiser les documents épars et les condenser en des formules douées de caractères véritablement scientifiques. — Il y a encore bien des phénomènes nouveaux à étudier, bien des points de détails à vérifier, mais vous pouvez dès maintenant considérer les assises de la nouvelle Science comme bien établies, et vous engager résolument dans cette voie si magistralement amorcée par l'Ecole de la Salpêtrière.

Vous verrez ainsi un champ nouveau d'études inattendu s'ouvrir subitement devant vous, et dans cet immense *far west* aux horizons lointains, ceux qui s'avanceront en pionniers de bonne volonté, y trouveront, j'en suis convaincu, des moissons fécondes de faits nouveaux intéressant non seulement la science générale, mais encore la thérapeutique spéciale des névropathies.

Mon but, dans cet enseignement, sera d'unir la démonstration pratique à l'exposition théorique. Je m'efforcerai donc dans le cours de ces leçons de suivre le programme suivant. — Dans la première partie, je vous exposerai la symptomatologie, le diagnostic et la physiologie probable des états hypnotiques divers dont je vous entretiendrai. — Dans la deuxième partie, je vous présenterai une série de sujets entraînés et destinés à laisser dans votre esprit une image nette et précise des phénomènes précédemment exposés.

Vous voudrez bien excuser les lacunes qui pourront

se rencontrer çà et là, ainsi que l'imperfection de certains chapitres et de certains desiderata lesquels dépendent surtout de la pénurie des matériaux qui n'existent pas encore sur une multitude de points qui touchent à ces intéressants problèmes.

Eu égard à l'espace de temps limité dont nous pouvons disposer les uns et les autres, je ne pourrai vous faire l'historique de la question.

L'histoire de l'hypnotisme se confond avec l'histoire du merveilleux dans l'humanité. Vous pourrez vous en convaincre par la lecture des ouvrages spéciaux sur la matière que je signale à votre attention (1). Vous trouverez l'hypnotisme sous des appellations variées à toutes les époques de l'histoire, depuis les incantations des magiciens de l'ancienne Egypte, jusqu'aux fascinations de Mesmer et aux recherches de Braid (2). — Ces dernières ont commencé à séparer le bon grain de l'ivraie, et ont contribué à montrer ce qu'il y avait de réel et de véritablement scientifique dans cette série de pratiques bizarres touchant à la sorcellerie, et dans ce domaine mystique des choses surnaturelles, lesquelles, en tout temps, sous des aspects divers, ont avec tant d'intensité agité les esprits crédules toujours portés au merveilleux.

Qu'est-ce-donc que l'hypnotisme moderne, et que doit-on entendre actuellement par cette appellation ?

Nous sommes à même de vous le dire sans ambages : *L'hypnotisme est un état expérimental extra-physiologique*

(1) Voir le très substantiel travail de Bottey. — *Le magnétisme animal.* Paris, 1884. — Les recherches originales de Descourtis, sur le même sujet. *Journal l'Encéphale.* Paris, 1885. — Barth. — Thèse d'agrégation, p. 79. *Du sommeil non naturel.*

(2) Braid Neurypnologie, *on the rational of nervous sleep.* London, 1843.

du système nerveux. C'est une névrose artificielle que l'on développe chez un sujet prédisposé, un pseudo-sommeil que l'on impose, et pendant lequel le sujet en expérience perd la notion de son existence propre et du monde extérieur.

A ce point de vue, c'est un véritable état passager d'aliénation mentale que l'on suscite expérimentalement — l'individu hypnotisé, devenu inconscient de ses actes et de ses paroles, isolé du milieu ambiant, est constitué ainsi à l'état de véritable *aliéné* transitoire.

Je vous montrerai ultérieurement les connexions qui unissent, en effet, certains éléments pathologiques propres à la folie, à ceux de l'hypnotisme. Je vous montrerai comment on peut développer à un moment donné, chez l'hypnotisé, des illusions, des hallucinations, des idées fixes, des changements de personnalité, des actes impulsifs même, sous forme de suggestions, — et, qu'en un mot, certains états du grand hypnotisme, simulant certains troubles de la pathologie mentale, peuvent être expérimentalement créés et donner ainsi la représentation fictive et intégrale de certains troubles de la folie.

CARACTÈRES GÉNÉRAUX DE L'HYPNOTISME

L'hypnotisme, comme j'aurai l'occasion de vous le démontrer, n'est pas un état fixe, immuable, du système nerveux qu'on détermine une fois et qu'on fixe ; — c'est au contraire un véritable *processus ambulant* qu'on met en évolution, — c'est une série de phénomènes enchaînés qu'on sollicite, et qui, une fois mis en action, se déroulent d'une façon régulière.

C'est ainsi que le sujet, plongé en période de léthargie, est porté par l'activité automatique de ses éléments nerveux sollicités, à revenir, par une sorte d'élasticité organique, à l'état de veille d'où il est parti, en passant par des phases intermédiaires de la catalepsie et du somnambulisme. — L'hypnotisé, malgré son apparence d'inertie et d'inconscience, est donc travaillé dans son for intérieur par des mouvements secrets qui le poussent à revenir à lui-même. Il faut que vous soyiez bien convaincu de ce fait essentiel, qui est la clef de tous les phénomènes de l'hypnotisme : c'est que l'hypnotisé n'est torpide et silencieux *qu'en apparence*, et qu'il obéit à des influences silencieuses dans une direction donnée. — *L'hypnotisme est donc un véritable processus physiologique en évolution.*

Un des caractères généraux les plus saisissants qui frappent tout d'abord dans l'étude des phénomènes hypnotiques, c'est la soudaineté et l'instantanéité de leurs manifestations.

Quoi de plus surprenant, en effet, que de voir un sujet qui se présente devant vous en pleine vie, en pleine activité, qui va, qui vient, que vous venez peut-être de coudoyer dans la rue, auquel il suffit que vous présentiez devant les yeux l'extrémité de votre doigt ou simplement votre regard, pour que, *ipso facto*, il demeure fixé sur place, immobile comme une statue, et immédiatement soustrait à la vie sociale dont il n'a plus la moindre conscience !

Cet homme, il n'existe plus pour lui, il est *fasciné*, il est anéanti en tant qu'individualité, il n'écoute plus que vous, il vous appartient, vous pouvez lui donner toutes les suggestions possibles (Pl. I, fig. 2).

Dans d'autres circonstances, s'il s'agit de la léthargie, il suffit d'appliquer les doigts légèrement sur les globes oculaires, ou de fixer du regard le sujet, pour qu'immédiatement vous le voyiez tomber à la renverse en période de léthargie profonde, avec anesthésie complète des téguments, résolution et inconscience absolue du monde extérieur (Pl. II, fig. 1).

Ce sont là des faits aussi nouveaux que saisissants, relégués, jusqu'à présent, dans la pénombre des théâtres des magnétiseurs, et avec lesquels les hommes de science doivent avoir désormais à compter, sous peine d'ignorer sciemment les choses nouvelles de leur époque.

Envisagé au point de vue de la physiologie générale du système nerveux, le sommeil hypnotique, avec son instantanéité et l'intensité de ses réactions, produit, comme vous allez le voir, chez les sujets endormis, un bouleversement profond de toute l'activité nerveuse qui se trouve ainsi répartie d'une façon anormale et tout à fait extra-physiologique. — La vie du cerveau est éteinte instantanément, comme un flambeau sur lequel on souffle, et l'individu ainsi décapité mentalement, ne vit plus que par les activités réflexes de sa moelle épinière qui acquièrent une suractivité d'autant plus grande que l'action modératrice de l'encéphale a cessé de se faire sentir.

L'individu plongé dans l'état léthargique, n'est donc plus qu'un automate, un appareil réflexe à réactions inconscientes, et réglées seulement par l'habitude. — Et, en voyant cet état nouveau d'abandon et de passivité, on ne peut s'empêcher de le comparer à un sujet ayant subi la décollation, et qui exécute encore pendant les quelques moments de survie qui lui restent des mouvements combinés ; — ou bien encore à ces animaux auxquels, dans les expériences physiologiques, on enlève les lobes cérébraux et qui, avec leur moelle épinière demeurée intacte, continuent à marcher, à courir, à voler.

Dans l'état léthargique, cette séparation de la portion automatique de l'être vivant d'avec la portion consciente de son système nerveux est complète, et j'aurai plusieurs fois l'occasion de vous rendre témoins de ces phénomènes étranges dont la physiologie contemporaine est encore impuissante à nous donner le secret, en vous montrant la sécession expérimentale des phénomènes de la vie automatique d'avec ceux de la vie psychique.

. . . .

Dans l'état cataleptique qui confine à l'état léthargique, les phénomènes d'inhibition de l'activité corticale sont moins intenses et moins profonds.

D'après la succession des phénomènes observés, on peut induire que, dans cet état nouveau, certains départements de l'écorce entrent isolément en action, et manifestent ainsi leur réveil par des phénomènes appropriés. Ce sont les régions optiques qui sont particulièrement en éveil. — Les régions auditives torpides peuvent être considérées comme encore endormies. On sait qu'il y a des sujets cataleptiques qui perçoivent des sons, mais ce n'est pas là une véritable audition consciente. Les sujets répètent les sons comme un écho, même les phrases appartenant à une langue étrangère, et cela avec une grande précision de langage. Il y en a même qui répondent d'un côté d'une façon tout à fait inconsciente, et d'une façon consciente du côté opposé.

. . . .

Dans l'état de somnambulisme, vous pouvez considérer les phénomènes nouveaux qui apparaissent comme dûs au réveil des régions auditives ; — par le fait seul qu'elles entrent en jeu, elles donnent lieu à des réactions appropriées.

Le sujet entend en effet, et par conséquent il parle, mais, chose remarquable ! — il ne parle que par action réflexe. — Ce n'est que d'une parole inconsciente dont il se sert, mais cette parole inconsciente est quelquefois d'une précision, d'un naturel exquis, et apte à donner le change facilement aux personnes qui n'ont pas l'habitude de ces sortes d'études.

Et vous assisterez encore là, Messieurs, avec étonnement à ce phénomène bien étrange.

Tandis que, dans les différentes phases du processus hypnotique qui se dérouleront devant vous, vous verrez les différents départements de l'écorce s'éveiller isolément et revêtir les apparences de la vitalité psychologique avec toutes ses apparences, les régions où siège la Personnalité consciente, celles du for intérieur, resteront silencieuses, isolées de tout ce travail de réveil qui se fait peu à peu autour d'elles, et continueront à demeurer en période d'inhibition expérimentale ! — Et si, alors, vous jetez un coup d'œil d'ensemble sur les différentes opérations de l'activité mentale, vous serez tout surpris de voir combien il y en a que nous considérons comme des opérations majeures, comme des opérations essentiellement *conscientes*, telles que la parole, la perception des sons, de la lumière, de la sensibilité, et le jugement qui s'ensuit, etc..., — et qui en définitive ne se comportent que comme des actions *réflexes* perfectionnées par une longue habitude, et qui s'exercent que *motu proprio*, automatiquement, en dehors de toute participation de la Personnalité consciente.

Et, si vous réfléchissez, vous serez encore bien plus étonnés de voir toutes ces opérations si nettes et si précises de l'activité mentale; s'opérer dans le domaine des suggestions par une autre volonté que celle du sujet lui-même. — C'est la volonté de l'hypnotiseur qui se substitue à la sienne, qui s'incarne en lui et le dirige, comme un cheval dressé, dans la direction qu'il veut. Si bien, que le sujet hypnotisé peut proférer les paroles les plus insensées, commettre les actes les plus extravagants, sans qu'au réveil il se souvienne en quoi que ce soit de ce qu'il aura dit et fait. — Les régions où sommeille en inhibition passagère sa Personnalité consciente n'ont été ni touchées ni saisies; elles sortent de leur période d'ombre qui avait été projetée sur elles, et rentrant en pleine lumière, elles ressaisissent le gouvernement des opérations de l'activité mentale et reprennent le contact avec le milieu ambiant. — Et devant tous ces phénomènes si imprévus et si troublants que l'on peut susciter à volonté ; — en présence de ces soustractions si rapides du milieu ambiant que l'on peut infliger à un de ses semblables, je me demande, Messieurs, si ces études toutes nouvelles ne sont pas, à un moment donné, destinées à avoir, au point de vue social, des conséquences d'une haute gravité ? — et s'il ne conviendrait pas de restreindre administrativement dans un cercle limité de médecins ces connaissances si spéciales qui à un moment donné peuvent servir à de coupables projets ?

Vous verrez ensuite, à propos des suggestions, combien cette question vient encore susciter de nouvelles surprises. — Vous verrez ainsi que, pendant la période d'obnubilation de sa vie mentale, alors que le sujet hypnotique est livré à toutes ses activités automatiques, on peut fixer dans son esprit certaines incitations exécutoires à échéance fixe, qui vont se développer et qui, à un moment donné, comme autant de torpilles automobiles, sont susceptibles d'éclater à distance, dans une direction désignée par l'expérimentateur, et de produire des effets d'autant plus surprenants qu'ils sont accomplis d'une façon fatale par un être vivant qui s'agite, alors qu'une volonté étrangère le mène et le dirige!

1° Dans cette série de phénomènes tout nouveaux et devant lesquels la physiologie contemporaine attardée est encore incapable de nous fournir la moindre explication, vous verrez se dérouler une série de faits étranges qui vous surprendront par leur imprévu, autant que par la netteté de leurs manifestations.

Ainsi, quoi de plus surprenant que de voir se produire au gré de l'expérimentateur des bouleversements complets dans l'équilibre des courants nerveux du sujet hypnotisé? — Vous les verrez disparaître en certaines places et en d'autres s'exalter et arriver à un degré d'hyperexcitabilité extrême. — C'est ainsi que, dans cette période léthargique, en même temps que la sensibilité disparaît à la surface de la peau, la contractilité musculaire acquiert inversement une exaltation extra-physiologique étrange ; — on est amené à constater qu'il y a là véritablement un phénomène de transformation des forces nerveuses qui se manifestent sous des états nouveaux ; c'est la sensibilité qui disparaît sur la peau pour réapparaître dans les muscles, et cela d'une façon mécaniquement appréciable. — Vous pouvez ainsi vérifier le fait à l'aide d'un dynamomètre, avant et après la provocation de l'anesthésie ; on jauge ainsi ce qu'acquièrent en puissance dynamique, chez le sujet plongé en léthargie, les muscles de l'avant-bras et du bras, et on constate que dans cet état nouveau si subitement développé, les forces de résistance sont presque doublées instantanément (1) (Pl. II, fig. 2).

Mais ce n'est pas tout. — Vous verrez encore que cette anesthésie que l'on provoque expérimentalement sur le tégument cutané peut être remplacée par une sorte d'hyperesthésie compensatrice se révélant dans d'autres plexus nerveux, qui entrent par cela même en période d'éréthisme instantané : — tantôt ce sont les plexus optiques qui acquièrent une impressionnabilité telle pour les vibrations lumineuses, qu'ils perçoivent ces vibrations, même à travers un écran opaque d'une épaisseur de cinq millimètres, comme s'il s'agissait de vibrations sonores traversant un corps interposé. — D'autres fois, vous verrez du même coup les régions émotives, (ces régions intimes de notre for intérieur) entrer pareillement *motu proprio* en éréthisme, et acquérir un degré d'impressionnabilité extrême aux minuscules incitations vibratoires d'ordre physique, irradiées du monde extérieur.

Enfin vous verrez encore, dans ce département si mystérieux où se déroulent les opérations de la vie physique et intellectuelle, des aptitudes nouvelles de l'esprit se révéler ; et toujours — en vertu de cette loi de transformation des forces, — alors que certaines facultés seront voilées et torpides, vous en verrez d'autres arriver à un degré d'exaltation extrême et se révéler sous forme d'exaltation insolite de la mémoire et de l'imagination.

(1) Dans une série d'expériences que j'ai pratiquées à ce sujet, j'ai constaté, qu'à l'état normal, un sujet ayant l'avant-bras fléchi on peut opérer la déflexion à l'aide d'une traction de 10 à 12 kilog. — dans l'état de contracture léthargique, il faut aller jusqu'à 20 ou 25 kilog. — et à ce point on ne défléchit même pas le muscle, on entraîne le corps entier avec soi.

Dans toute cette série de phénomènes, qu'il s'agisse des territoires nerveux affectés aux opérations de la vie végétative ou somatique, ou des régions des sphères psychiques et intellectuelles, vous serez à même de noter des états du système nerveux encore inconnus, qui surgissent des réceptivités nouvelles qui sont créées expérimentalement dans sa trame, et qui révèlent un fait unique, la déséquilibration des courants nerveux, chez les sujets hypnotisés; — et vous constaterez que ces courants, raréfiés en un point, s'accumuleront dans une autre région et arriveront ainsi à acquérir des énergies véritablement extra-physiologiques; — phénomènes nouveaux, développés d'une façon purement expérimentale, et qui forment pour le sujet hypnotisé des conditions toutes nouvelles de vie et de perception du monde extérieur, en le constituant ainsi que je vous l'ai déjà indiqué à l'état d'un nouveau type morbide.

2° — Au point de vue de l'activité psychique proprement dite, les données que je viens de vous exposer permettent de voir combien ces régions mères de l'activité mentale sont profondément bouleversées par l'évolution du processus de l'hypnose, et combien le substratum matériel qui les supporte se trouve directement sollicité.

Par cela même qu'il a été plongé dans ce sommeil factice qui, par une sorte de sélection, a frappé sur les régions de sa Personnalité consciente en neutralisant leur activité, l'individu ainsi mutilé au moral a cessé de représenter une véritable Unité psychologique. — Il ne sait ce qu'il dit ni ce qu'il fait, malgré les apparences normales; et l'aspect de sa vie mentale est complètement bouleversé, alors qu'en état de somnambulisme lucide il parle, il écrit, il soutient une conversation et se laisse entraîner aux élans les plus naturels de son imagination et de sa mémoire. — Mais, en somme, ne vous y trompez pas, il ne s'appartient plus, il n'est plus lui-même, il change au gré de l'expérimentateur sa personnalité, il accepte avec conviction ce qu'on lui dit, même s'il s'agit de sa propre personnalité dont il n'a plus conscience. Il est transformé en oiseau, en chat, en chien, en personnage quelconque au gré de l'hynoptiseur, et chose étrange ! — il s'adapte passivement au rôle qu'on lui donne, il abdique sa Personnalité et devient ainsi un véritable automate, jouet inconscient et irresponsable. — C'est un *aliéné* véritable, comme je vous l'ai déjà dit : docile, crédule, privé de discernement et de volonté consciente, et dans certaines circonstances pouvant devenir un aliéné dangereux, impulsif, lorsque sous le coup d'une suggestion expérimentale, il exécute avec une impétuosité irrésistible les actes variés vers lesquels on l'a orienté. — Vous verrez ainsi, Messieurs, à combien de considérations médico-légales délicates, du plus haut intérêt, tous ces états nouveaux développés par l'hypnotisme sont susceptibles de mener, et combien il importe aux médecins ainsi qu'aux magistrats soucieux de se tenir au courant des choses nouvelles de la science, d'être initiés à fond à ces curieux phénomènes de la dissociation de l'unité mentale de l'être vivant, qui perturbent si profondément les conditions normales de sa responsabilité des actes de la vie sociale.

3° — Au point de vue social, ces états nouveaux d'inconscience instantanée, dans lesquels on fait passer les sujets hypnotisés ou simplement fascinés, ne sont pas moins dignes d'un vif intérêt.

Comme j'aurai à vous l'expliquer plus tard, l'individu dans ces nouvelles conditions ne s'appartient plus, il est livré comme un être inerte aux entreprises de ceux qui l'environnent.

Tantôt, dans l'état passif en période de léthargie ou de catalepsie, il est absolument sans défense, exposé à toutes les tentatives criminelles de son entourage. — Il peut être empoisonné, mutilé ; — s'il s'agit d'une femme, elle peut être violée (1), devenir mère, sans qu'il existe aucune trace de l'attentat commis, sans qu'au réveil la victime en conserve le moindre souvenir.

Tantôt, à l'état actif, en période de somnambulisme lucide, et même de simple *fascination*, il peut être exposé aux suggestions — les plus variées de celui qui le dirige, il peut être suscité à devenir homicide, incendiaire, à se suicider lui-même, etc..... et toutes ces impulsions déposées dans son cerveau pendant le sommeil vont devenir des forces emmagasinées silencieusement, et se mettre à éclater, à un moment donné, avec la précision, la sûreté de main et l'impétuosité automatique des actes accomplis par de véritables aliénés.

Et, Messieurs, rappelez-vous bien ceci : — tous ces actes-là, tous ces phénomènes inconsciemment accomplis, ce ne sont pas des appréhensions vagues et de vaines suppositions, ce sont des faits réels, que vous pouvez rencontrer aujourd'hui même dans la vie courante. — Ils sont aptes à se développer et à apparaître autour de vous, devant vous, de la façon la plus inopinée. Il faut donc dorénavant compter avec eux ; ils commencent à se montrer même déjà devant les tribunaux.

Et, c'est dans la méditation des phénomènes de cet ordre que je vais faire passer devant vous, que vous trou-

(1) Et même infectée de syphilis, comme je viens d'en constater dans ma clientèle un triste exemple.

verez, je l'espère, les matériaux nécessaires à édifier votre jugement sur l'importance de ces questions médico-légales nouvelles qui vont surgir de ces études hypnotiques. — En ce moment, elles sont accueillies avec méfiance, mais quoi qu'on fasse, elles captivent fermement les imaginations. On sent instinctivement qu'il y a là un élément de psychologie morbide tout nouveau qui entre en scène, et qui est fatalement destiné à avoir un retentissement profond dans la vie psychologique des sociétés modernes (1).

CONDITIONS ÉTIOLOGIQUES GÉNÉRALES

Fréquence. — *Prédisposition.* — La fréquence des aptitudes à l'hypnotisme est un des points les plus obscurs de ces études, attendu que nous ne sommes pas encore pourvus de statistiques suffisamment, précises. — Au train dont vont les choses, et avec les procédés nouveaux d'hypnotisation que nous sommes à même d'employer, il est vraisemblable que sur une population donnée, le nombre des sujets hypnotisables pourra aller en augmentant en raison directe de la variété et de la puissance des nouveaux moyens d'action mis en pratique. — Ainsi, pour ne vous en citer qu'un exemple, — j'ai dans mon service une jeune infirmière que je n'avais aucun motif de soupçonner hypnotisable; rien dans ses allures, dans son caractère ne révélait en elle cette aptitude latente; eh bien! — quelle ne fut pas ma surprise, alors que j'installais mon miroir

(1) L'*Hypnotisme dans le Roman d'aujourd'hui*, par Schmit. (*Union médicale*, 1889, 10 janvier). — 1° *Cruelle énigme* (Bourget). — Le *Roman d'une Femme* (Dumas) ; — 2° Jean Mornas. — *Alphonsine*, — Le *Garde du Corps*, — La *Tresse blonde*.

rotatif auprès d'une personne malade, de voir cette jeune femme de chambre qui allait et qui venait dans la pièce, s'arrêter instantanément comme fascinée, interrompant son ouvrage et tombant en pleine catalepsie !

Ce simple exemple vous démontre combien, à un moment donné, dans une population quelconque, le nombre des sujets hypnotisables peut varier suivant leurs aptitudes latentes inconnues, et la puissance des moyens d'action employés.

Cependant, dans le cercle des personnes qui m'entourent d'habitude, sur une population d'infirmières jeunes de dix-huit à trente ans, composée de trente et un sujets, j'en ai rencontré quatorze plus ou moins aptes à être impressionnées par la vue d'un objet brillant ; — elles étaient seulement fascinables et ne dépassaient pas la période de catalepsie ; parmi ces quatorze il y en avait cinq qui après trois ou quatre séances arrivèrent très nettement à présenter les phénomènes du grand hypnotisme.

Le *sexe* me paraît exercer une influence prépondérante ; c'est en effet dans le sexe féminin que l'on rencontre les sujets les plus facilement fascinables. Les jeunes sujets hommes entrent aussi dans une proportion notable dans l'aptitude à être hypnotisés ou plutôt fascinés. — Actuellement, sur une population de trente-deux sujets masculins dans mon service à la Charité j'en ai onze, près d'un tiers, qui sont fascinables. — Ce sont des épileptiques, des morphiomanes, des paralytiques.

Je n'ai pas encore de statistique suffisamment complète pour vous donner des détails péremptoires à ce sujet. Mais retenez bien ceci : — c'est que si les jeunes femmes sont, dans une proportion très considérable, disposées à subir l'hypnotisation, le nombre des hommes jeunes doués des mêmes aptitudes est aussi plus considérable qu'on ne le pense. — Ainsi, je connais une série de jeunes sujets masculins qui vivent dans le monde, qui gagnent leur journée grâce à un travail sérieux, qui ont en un mot toutes les apparences extérieures de la lucidité d'esprit, et qui néanmoins, portent en eux-mêmes une modification profonde du système nerveux, en vertu de laquelle ils sont essentiellement fascinables à l'aide d'un simple regard ou d'un geste impératif. On peut instantanément interrompre le cours de leurs idées, supprimer leur vie consciente et leur donner des suggestions qu'ils sont capables de remplir à leur insu ; je vous ferai voir dans la suite de ces leçons des sujets de cet ordre.

L'*âge* entre également en ligne de compte ; — c'est de dix-huit à trente ans que la fréquence des sujets hypnotisables se rencontre.

Nous manquons jusqu'à présent de documents précis sur les aptitudes hypnotiques des jeunes sujets au-dessous de dix-huit ans ; — dans la période adulte l'hypnotisation et surtout la fascination sont susceptibles d'être provoquées, surtout chez les sujets dont le système nerveux est déjà troublé par des lésions organiques. — Ainsi j'ai en ce moment-ci dans mon service un sujet âgé de cinquante-cinq ans, paraplégique, ataxique, qui a subi l'influence hypnotique du miroir rotatif et qui, à la suite, a été très amélioré; — il y a encore dans mes salles une femme de quarante-huit ans, une autre de cinquante-quatre, hémiplégiques, et qui sont fascinables. Elles s'endorment aisément à l'aide du miroir tournant et se trouvent très soulagées, surtout au point de vue de la recupération du sommeil, de cette pratique thérapeutique.

Hérédité. — L'hérédité joue encore un grand rôle dans le développement des aptitudes à l'hypnotisme.

Les hypnotiques en un mot tiennent de leurs parents une disposition névropathique, et c'est cet état qui constitue pour eux un véritable terrain de culture n'attendant que l'excitationqui leur arrive du dehors ; — et c'est ainsi que vous rencontrerez, pour presque tous les sujets hypnotisables, des états cérébraux insolites chez leurs père et mère. — Tantôt c'est la mère qui a communiqué à sa descendance une impressionnabilité excessive dont elle était frappée; tantôt c'est dans la ligne paternelle que l'on trouve la source du mal ; — ou bien le père est alcoolique ou bien il est hémiplégique, ou bien irrégulier au point de vue mental ou au point de vue de la constitution physique. —Vous verrez un certain nombre de parents de sujets hypnotisables mal développés, de petite taille, de constitution rabougrie, chétive, et vous constaterez ainsi que l'hypnotisme qui se développe chez un sujet quelconque ou que l'on développe expérimentalement ne fait que mettre en œuvre des influences héréditairement préparées. — Comme exemple de ces influences héréditaires je reçois en ce moment-ci à ma consultation la mère et la fille ; la fille est actuellement guérie de crises hystéro-épileptiques qui ont été traitées avec succès par des hypnotisations répétées ; elle vient se faire hypnotiser régulièrement pour maintenir cette guérison, et, chose étrange, la mère, qui est une modeste ouvrière et qui, employée dans un grand magasin de Paris, gagne très honorablement sa vie, vient toutes les fois se faire hypnotiser avec sa fille et celle-ci se trouve très heureusement soulagée d'un état nerveux qui forme sa constitution normale et en quelque sorte un patrimoine héréditaire.

DE LA SÉRIATION DES PHASES DE L'HYPNOTISME

Les états divers de l'hypnotisme qui ont été si nettement classifiés et isolés nosologiquement par les travaux de mon éminent collègue de la Salpêtrière sont-ils bien légitimement l'expression réelle de la vérité? Sont-ils, comme on l'a dit, des états quelconques de l'organisme se développant d'une façon accidentelle sans suite ni cohésion? — ou bien forment-ils une série naturelle de phénomènes enchaînés, toujours identiques avec eux-mêmes, comme de véritables processus physiologiques à évolution fixe? — et, pour fixer les idées, peut-on admettre comme vérités démontrées que l'état léthargique est remplacé par l'état cataleptique, et qu'à celui-ci succède l'état somnambulique, lequel serait la dernière étape avant le réveil? (comme vous pouvez le voir sur le schéma que je vous présente) (Pl. I, fig. 1).

Dans le cours de cet enseignement je vais m'efforcer, à l'aide d'expériences bien choisies de vous mettre à même de juger ces questions *de visu*, et de vous faire une conviction sur l'ordre naturel suivant lequel se déroule la succession des phénomènes hypnotiques. — Vous verrez donc s'effectuer devant vous l'enchaînement naturel des différents états, dans l'ordre suivant : léthargie — catalepsie — somnambulisme — réveil.

Voici comment je comprends la sériation des phénomènes du grand hypnotisme.

Pour fixer vos idées, et me faire plus aisément comprendre, permettez-moi d'employer une comparaison pittoresque qui exprime bien ce que je désire vous exposer en vous priant de jeter les yeux sur le schéma suivant (Pl. 1, fig. 1). Vous y voyez une sorte de puits creusé à travers trois couches stratifiées dans un certain ordre, — l'état de somnambulisme est représenté par les couches les plus superficielles, — l'état léthargique par les couches les plus profondes, l'état cataleptique est intermédiaire. — Eh bien! quand un individu est plongé dans le grand hypnotisme, il arrive d'emblée au fond de ce puits, dans la phase léthargique, dans la région où l'anéantissement de toutes les activités est le plus profond, où l'obnubilation des facultés conscientes est complète. Il parcourt donc la trajectoire située à gauche, précipité en quelque sorte au fond du puits. — Puis, en vertu du mouvement communiqué et des pratiques dont il est l'objet, il sort de cet état de stupeur et de nuit profonde.

On ouvre d'abord ses paupières, on fait arriver les vibrations lumineuses sur sa rétine et de là jusque dans ses lobes cérébraux : — c'est une première étape ascensionnelle vers le réveil; c'est la période cataleptique, déjà caractérisée par la mise en éveil des régions optiques de l'écorce.

Le processus continue ; à l'aide d'un frôlement léger, sur le front ou le vertex, on modifie d'une façon subite les conditions de l'innervation des régions sous-méningées. — Nouvel état, nouveau mouvement de remonte vers le réveil. C'est la période de somnambulisme lucide qui apparaît. — Le sujet entre en jeu avec des aptitudes nouvelles. Il entend, il parle, il se met en communication avec ses semblables et prend déjà toutes les allures de la vie normale.—Mais il n'est pas encore sorti du cycle hypnotique où il était enfermé, il fait un dernier effort. Un souffle léger sur les yeux suffit à produire l'effet désiré, et subitement on voit alors le sujet complètement réveillé sortir complètement de ce cycle extra-physiologique dans lequel on l'avait artificiellement entraîné.

Vous voyez ainsi, à l'aide de ce schéma, — comment s'opèrent les successions naturelles des phases de l'hypnotisme, et comment ces phases se succèdent méthodiquement les unes aux autres comme de véritables processus réflexes ; — vous voyez encore comment tous les sujets ne sont pas aptes tout d'abord à descendre au fond de ce puits figuratif, et restent en route à mi-hauteur, arrêtés dans les zones intermédiaires, dans ces régions somnambulo-cataleptiques qui constituent le petit hypnotisme et l'état de fascination (Brémaud). — Ils demeurent suspendus dans les régions supérieures du somnambulisme ou de la catalepsie, etconstituent ainsi un de ces états mixtes qui participent à deux régions limitrophes.

Au point de vue de l'ensemble des phénomènes de l'hypnotisme, ces états mixtes ne sont donc pas à proprement parler des formes indépendantes du grand hypnotisme. — Ils n'en sont que les préludes et les modalités incomplètes non encore révolues. Et cela est si vrai que nous voyons tous les jours des sujets chez lesquels on produit tout d'abord l'état de fascination, et qui restent ainsi dans les phases préparatoires. — Eh bien! vient-on à persévérer, on voit bientôt que ces mêmes sujets, au bout d'un certain nombre de séances, ne restent pas là où ils sont arrêtés. Ils descendent peu à peu vers les régions de la léthargie, et au bout d'un certain temps on constate qu'ils sont véritablement des sujets complets, présentant les caractères du grand hypnotisme avec toutes les manifestations intrinsèques qui le constituent.

Dans le cours de ces leçons je vous montrerai comment, à l'aide de divers procédés, la présence d'un aimant, d'un corps en mouvement, d'un bruit régulier, celui de cette petite sirène de Trouvé que je vous présente, on peut, chez un sujet entraîné, (sans proférer aucune parole), rien que par le fait d'un son de cette sirène, développer d'emblée la léthargie complète, puis la catalepsie, puis le somnambulisme, puis le réveil. Et, une fois le réveil arrivé, on recommence aussi dans l'ordre descendant la série des phases somnambulique, cataleptique et léthargique, que l'on parcourt en un nouveau cycle, pour revenir au réveil. — Et cela d'une façon continue, régulière, autant qu'on le veut, rien que par les réactions automatiques des appareils centraux de l'innervation mis en évolution.

DES PROCÉDÉS EMPLOYÉS POUR PRODUIRE L'HYPNOTISME

Depuis les recherches célèbres de Braid qui déterminait l'hypnotisation de ses sujets en leur présentant devant les yeux un objet brillant, tous les auteurs qui se sont occupés de la question ont plus ou moins obéi aux mêmes tendances. Ils se sont tous adressés à la sensibilité du nerf optique, soit en le fatiguant par l'éclat d'une vive lumière, soit en le comprimant à l'aide d'une légère pression exercée par l'expérimentateur sur les globes oculaires (1).

On peut encore avoir recours à la sollicitation des régions auditives. — Ainsi, chez un sujet prédisposé, le tictac d'une montre présentée à une certaine distance de l'oreille suffit pour déterminer l'hypnose. — Un son musical continu, les vibrations d'un diapason, offrent les

(1) Dumontpallier et Magnin. — *Sur les règles à suivre dans l'hypnotisation des hystériques*. Académie des Sciences, 8 mars 1882.

mêmes résultats ; — la répétition des mêmes mots d'une façon monotone à l'oreille d'une personne prédisposée et à laquelle on dit : *dormez, dormez*, un grand nombre de fois, finit par produire un effet semblable.

Une jeune hystérique de mon service était tellement impressionnable aux vibrations sonores que le bruit sourd et prolongé du trembleur d'une machine électrique, mise en activité à l'autre extrémité de la salle où elle se trouvait, suffisait pour la faire tomber incontinent en période léthargique ; et cette action était si rapide, si instantanée, que la malade, aussitôt que la machine était en mouvement, sans qu'elle le sût, interrompait immédiatement la conversation commencée, restait tout à coup ébahie et inerte, et, si on ne la soutenait pas, tombait immédiatement en léthargie à terre. Il suffisait dans ces cas là de faire interrompre le fonctionnement de la machine électrique pour ramener la malade à elle-même.

Dans cet ordre d'idées je vous montrerai tout le parti qu'on peut tirer de ce petit instrument si facilement transportable, la sirène de Trouvé, non seulement pour produire l'hypnose mais encore pour solliciter les différentes phases de l'hypnose. Certains sons brusques, un coup de sifflet, un coup de gong peuvent encore produire une des phases de l'hypnose, la catalepsie plus particulièrement.

La sensibilité des nerfs cutanés peut aussi être mise à contribution.

Ainsi, chez certaines hystériques pourvues de zones hystérogènes, il suffit d'un léger attouchement d'une de ces zones pour provoquer immédiatement un état hypnotique qui est la plupart du temps la léthargie. — Il suffit en effet chez certains sujets de leur pincer légèrement le lobule de l'oreille, le mamelon, la pulpe d'un doigt pour les voir incontinent s'arrêter de parler, fermer les yeux et s'affaisser sur eux-mêmes en léthargie.

La suggestion à l'état de veille chez des sujets préalablement entraînés est encore un procédé simple et élégant qui permet aux personnes, même les moins expérimentées en ces matières, d'hypnotiser leurs semblables. Il suffit en effet que l'expérimentateur, placé en présence du sujet, lui dise : — Nous allons compter ensemble à haute voix jusqu'à six, et lorsque nous serons arrivés à quatre, vous vous endormirez. — L'effet suit la cause et, l'expérience étant bien dirigée, réussit toujours. Arrivé au nombre quatre, le sujet ferme les yeux, se renverse sur son siège et tombe en léthargie.

Tous ces procédés peuvent être indifféremment employés quand on a affaire à des sujets entraînés et disposés à se soumettre aux pratiques de l'hypnotisme ; car, Messieurs, je ne saurais trop vous le répéter, l'hypnotisation ne peut réussir que sur des natures prédisposées. — Jusqu'à présent l'hypnotisation ne s'impose pas, et il faut qu'il y ait de la part du sujet une réceptivité propre, un état spécial de son système nerveux pour subir les actions auxquelles il est soumis. — Il faut *qu'il acquiesce* de bonne grâce et se soumette volontiers aux pratiques de l'expérimentateur.

Mon procédé (1). — En présence de l'incertitude des résultats, de la fatigue, de l'attention soutenue qu'il faut déployer pour développer l'hypnotisation chez les sujets

(1) *Sur l'état de fascination déterminé chez l'homme à l'aide de surfaces brillantes en rotation* par J. Luys. *Comptes rendus. Académie des Sciences*, 20 août 1888.

qui ne l'ont pas encore subie et chez lesquels on présume des aptitudes à l'hypnotisation, j'eus l'idée, au lieu de tenir moi-même l'objet brillant devant les yeux du sujet pendant un temps plus ou moins prolongé, de lui présenter cet objet mécaniquement, et de lui donner en même temps plus d'action à l'aide d'un mouvement d'horlogerie qui le mettait en rotation. — Le sujet dirige son regard et le maintient fixé sur l'objet brillant qui tourne devant lui; peu à peu il est fasciné, la fatigue arrive, et, au bout d'une minute ou deux, on est tout étonné de le voir fermer les yeux, se renverser sur le fauteuil et présenter les symptômes de la catalepsie. L'appareil ainsi conçu idéalement par moi était tout trouvé, il suffisait d'y penser : vous le connaissez tous, c'est le miroir à alouettes. — Et n'est-il pas étrange de voir que cet engin de chasse, qui sert depuis si longtemps à la fascination des alouettes, et qui exerce sur leur rétine et sur les allures de leur vol une action si caractéristique, puisse déterminer sur l'œil humain des effets analogues en sollicitant un état si particulier de fatigue oculaire et cette immobilisation fixe des muscles qui constitue leur état cataleptique?

Depuis que j'ai employé ces instruments rotatifs pour produire le sommeil hypnotique, je n'ai qu'à me louer des résultats obtenus (Pl. XI). — Au bout de deux ou trois minutes, les sujets des deux sexes sur lesquels j'opère sont également aptes à ressentir leurs effets, non seulement les jeunes gens, mais aussi les sujets adultes. — Une femme de soixante ans, hémiplégique, actuellement dans mon service, est quotidiennement soumise à ce traitement et s'endort très aisément. Et, comme j'aurai l'occasion de vous l'exposer, vous verrez que ce sommeil, produit mécaniquement par la fixation d'un objet brillant, n'est pas, comme on pourrait le croire, un sommeil naturel, mais bien un sommeil spécial, variété de l'hypnose (fascination de Brémaud), intermédiaire à la période somnambulique et cataleptique, et dont les éléments caractéristiques sont *la catalepsie* d'abord, et *l'anesthésie généralisée ensuite*.

Vous comprenez, Messieurs, la portée des résultats pratiques de cette nouvelle méthode qui permet non seulement de procéder à l'hypnose sans fatigue et d'une façon prolongée, mais encore de la pratiquer sur un grand nombre de sujets réunis. — C'est ainsi qu'il m'arrive très fréquemment d'avoir dans mon laboratoire des groupes de huit ou dix sujets qui sont simultanément en période d'hypnotisation mécanique (Pl. XI).

Je vous parlerai ultérieurement des effets thérapeutiques que l'on peut tirer de cette nouvelle méthode de traitement, — retenez seulement ceci pour le présent : c'est qu'en pouvant provoquer aussi aisément chez un certain nombre de sujets l'état de fascination, qui n'est que la première phase du grand hypnotisme, nous pouvons en rester là sans aller plus loin, sans descendre à la catalepsie complète et à la léthargie. — Nous obtenons ainsi un état nerveux doué d'une réceptivité spéciale, dans lequel le sujet est « *suggestionable* », et par cela même on peut en tirer profit au point de vue thérapeutique. — On peut lui donner telle suggestion que l'on juge nécessaire et modifier ainsi dans un sens favorable l'équilibre de ses fonctions nerveuses. Bien plus, dans certaines maladies chroniques du système nerveux, chez certains hémiplégiques, chez des ataxiques paralytiques, j'ai vu les applications méthodiques de ces procédés d'hypnotisation mécanique produire des effets saisissants, des récupérations des forces motrices, des cessations de douleurs fulgurantes, le retour du sommeil, et en un mot des améliorations très nettes et durables.

DES PROCÉDÉS POUR DÉTRUIRE L'ÉTAT HYPNOTIQUE RÉVEIL

S'il n'est pas toujours aisé d'endormir les sujets, il n'est pas toujours facile de les réveiller convenablement, et c'est là un des points les plus délicats de la pratique de l'hypnotisme, sur lequel j'appelle toute votre attention, qui est susceptible de mettre les personnes inexpérimentées dans de très grands embarras. Car, il faut que vous le sachiez bien, — si au sortir d'une expérience vous ne réveillez pas complètement le sujet, sans vous être assuré qu'il est parfaitement conscient de ses actes, vous risquez d'encourir une certaine dose de responsabilité légale. Ce sujet à demi-réveillé, en effet une fois qu'il est lancé dans la vie, n'a qu'une demi-conscience de ce qu'il va faire. Il vit dans une demi-obscurité, il peut marcher devant lui, sans savoir où il va, se faire bousculer par les passants, écraser même, commettre des vols aux étalages des magasins, des actes délictueux quelconques, des outrages publics à la pudeur, et cet homme ainsi inconscient, doué pour le public et les magistrats d'une lucidité apparente, peut devenir ainsi l'objet d'une répression imméritée. — Je ne saurais donc trop vous prémunir contre les conséquences graves d'un réveil incomplètement effectué chez un sujet préalablement soumis aux influences hypnotiques.

Ordinairement, quand on veut réveiller le sujet, on souffle légèrement sur ses yeux que l'on tient ouverts, et, étant en période de somnambulisme, on voit qu'instantanément il se frotte les paupières dans l'attitude d'une personne qui sort d'un vrai sommeil. — Il promène ses regards autour de lui, il prend connaissance du milieu ambiant, et en même temps — le timbre de sa voix qui, dans l'état somnambulique, s'était modifié, reprend son caractère naturel. Le sujet dit qu'il sait où il est, et qu'il reconnaît la personne qui l'a hypnotisé. Il est bon d'ajouter que, quand on procède ainsi, il convient de souffler également sur les deux yeux pour produire des effets bilatéraux dans les régions centrales.

Je préfère actuellement ne plus procéder ainsi, et lorsque le sujet a été convenablement entraîné, je crois qu'il vaut mieux ne pas agir brusquement, et employer des moyens d'action plus physiologiques, en lui disant par exemple: — « Vous allez vous réveiller dans une minute ». L'incitation suggestive chemine ainsi tout doucement dans le cerveau sans secousse, sans saisissement subit, et on est tout étonné de voir, au bout du temps fixé, le sujet ouvrir naturellement les yeux, promener son regard autour de lui, reprendre conscience et adresser la parole. Ceci fait, comme moyen de vérification, on lui demande : Ou êtes-vous ? — Qui suis-je? — et, s'il répond correctement, vous êtes certain qu'il est complètement éveillé.

Il est encore un point de pratique de la plus haute importance que je tiens à vous signaler, et qui s'adresse aux hypnotiques en général et surtout aux sujets fascinables que l'on endort avec une si grande facilité, rien que par la présentation d'un doigt devant les yeux. C'est avant de les réveiller (pour éviter qu'ils ne soient endormis par le premier venu voulant abuser d'eux) de leur donner la suggestion de ne se laisser endormir par personne, excepté par vous, ou par un autre médecin désigné par vous. — C'est une mesure véritablement philanthropique à laquelle je vous engage d'avoir toujours recours pour éviter à ces sujets une foule de dangers et de surprises dans la vie courante. Cette suggestion réussit en général très bien.

DE L'ÉTAT LÉTHARGIQUE

(Pl. I, fig. 1. — Pl. II, fig. 1 et 2)

L'état léthargique est la phase la plus profonde et la plus accentuée des différents états de l'hypnotisme, celle dans laquelle vous constaterez l'anéantissement le plus complet de la Personnalité humaine, qui tombe instantanément dans un état quasi comateux, en quittant tout contact avec le monde extérieur et toute conscience de sa situation.

Cet état léthargique, dont les caractères ont été si minutieusement étudiés dans ces derniers temps, se révèle par des manifestations contradictoires d'une très grande netteté ; — par de la torpidité de certaines fonctions nerveuses d'une part, et, en même temps, par une sorte d'exaltation compensatrice d'autres fonctions qui arrivent parallèlement à un degré d'exaltation extrême.

Ainsi, en même temps que vous constaterez l'anéantissement des forces motrices du sujet, en vertu duquel il tombe affaissé, incapable de se tenir debout par une sorte de sidération instantanée, vous verrez les mêmes forces musculaires acquérir en d'autres régions un degré d'hyperexcitabilité extrême ; — vous verrez certains groupes de muscles devenir aptes à engendrer incontinent une énergie dynamique double de leur puissance normale, et vous constaterez ainsi ce phénomène étrange — d'un système musculaire frappé d'asthénie générale, et qui par places est susceptible, sous certaines incitations de doubler son énergie dynamique.

Dans le domaine des régions sensitives vous constaterez aussi des phénomènes dissociés du même ordre.

Ainsi, tandis que vous noterez l'anesthésie répandue sur la peau et les muqueuses, vous verrez, dans le domaine de la sensibilité optique, des foyers d'hyperesthésie se révéler instantanément ; — vous verrez par exemple des sujets hypersensitifs sentir les impressions lumineuses irradiées d'une boule colorée, à travers l'épaisseur d'un écran interposé !

Dans le domaine de l'activité psychique, si vous constatez qu'à ce moment, plongé en pleine léthargie, le sujet n'entend plus, ne sent plus, ne voit pas le monde extérieur, — qu'il est en quelque sorte fermé à toute incitation et incapable de toute vie consciente, d'un autre côté, vous verrez qu'en présence de certains agents extérieurs, les régions émotives de son être deviennent douées d'une réceptivité telle qu'elles entrent en émoi sous l'action des vibrations infinitésimales irradiées des substances avec lesquelles on les met en présence, même à une certaine distance des téguments.

Tous ces phénomènes, que je vous énumère ainsi à la hâte, sont aussi étranges qu'imprévus, et rien dans le domaine de la physiologie nerveuse moderne n'est encore apteà nous en donner une explication régulière.

Ceci dit, je vais vous exposer rapidement les détails des principaux phénomènes que je viens de vous signaler d'une façon générale.

La léthargie est primitive ou secondaire ; elle est primitive lorsque le sujet est mis directement de l'état de veille en léthargie ; — elle est secondaire lorsque le sujet, déjà en cours d'expériences, en somnambulisme par exemple, est remis par un artifice quelconque en période de léthargie. — J'appelle léthargie de retour celle dans laquelle retombe un sujet qui en a été tiré par l'action d'une substance tenue à distance et qui y retombe *motu proprio*, ou par la soustraction de cette substance incitatrice.

J'aurai l'occasion de vous faire voir cette série de curieux processus et vous jugerez ainsi de la sincérité des faits que je vous annonce.

Quelle que soit la façon dont elle est produite, la léthargie de l'hypnotisme moderne présente des caractères tellement tranchés, tellement nets, tellement constants, qu'on peut la considérer comme un ensemble symptomatique très légitimement circonscrit. — Elle est caractérisée par les caractères suivants.

Aussitôt que le sujet est assis dans un fauteuil et que l'on procède à l'hypnose (quel que soit le procédé), aussitôt qu'il se sent envahi, il ferme les yeux, devient silencieux, il tombe comme foudroyé, dans un état d'abandon complet, et se renverse en arrière. — Sa tête oscille à gauche ou à droite, sans soutien — Il est flasque et sans défense, à la merci de l'expérimentateur qui l'a ainsi plongé dans cet état de mort apparente.

Que constaterez-vous alors ? Des modifications variées portant sur les différentes régions du système nerveux : — d'abord, des anesthésies multiples, de l'obnubilation psychique (par inhibition) — puis, comme compensations, des hyperesthésies et des hypersthénies diffuses et des hyperexcitabilités émotives par dynamogénie.

ANESTHÉSIES. — HYPERESTHÉSIES

1° Le sujet étant dans l'état indiqué, si vous examinez la sensibilité cutanée avec une épingle, ou une aiguille à transfixion, vous ne constatez aucune réaction ; vous pourrez faire un pli à la peau, la traverser par cette épingle. Le sujet ne sent absolument rien (Pl. II, fig. 2) et, la plupart du temps, il n'y a pas d'écoulement de sang par la piqûre, il ne bouge pas ; — de même pour les muqueuses nasale, buccale et palpébrale, aucune réaction ne se produit, et bien plus, à l'aide d'une pince vous pouvez serrer un pli de la peau, les muscles sous-jacents, la pulpe des doigts, il demeure impassible. — Chez la plupart des sujets, la perte de la sensibilité au contact, au chatouillement, à la douleur, à l'excitation électrique est immédiate et complète.

Il en est d'autres par contre qui, dans cet état, conservent encore intacte une portion de sensibilité des téguments, c'est la sensibilité spéciale au contact des métaux. — C'est un mode inconscient de sensibilité soit, mais c'est un fait réel. — Alors que la peau ne donne plus aucune réaction en présence des piqûres et des pincements, présente-t-on à sa surface une pièce de métal, d'or ou d'argent, on voit des phénomènes de réaction se produire, et les muscles sous-jacents entrer en contraction.

J'ai vu un sujet, le nommé V..., qui présenta à ce propos une particularité des plus remarquables, au point de vue des phénomènes vaso-moteurs des téguments. — L'application d'une pièce d'or de vingt francs sur la peau déterminait chez lui localement une vive rougeur, et, si le contact était maintenu, une véritable escarre.

Comme ce phénomène se produisait en période léthargique, il était souvent très surpris de sentir à son réveil des plaques de véritables brûlures produites par des expérimentateurs non initiés à cette particularité (1).

Si nous passons maintenant à l'examen des phénomènes caractérisés par l'exaltation des fonctions sensitives, nous nous trouvons encore en présence de révélations du plus haut intérêt.

Ainsi, je ne vous parle qu'incidemment de l'exaltation de la sensibilité optique dont je vais tout à l'heure vous donner la démonstration ; — vous allez voir un sujet qui une fois en léthargie est frappé d'anesthésie complète de tous les téguments cutanés ; eh bien ! par contre, la sensibilité est tellement conservée et concentrée dans l'épanouissement de ce même nerf optique, qu'ayant les yeux fermés, si je place devant lui un bouchon de carafe (en ayant soin d'interposer un écran en bois de 5 millimètres d'épaisseur), vous allez le voir aussitôt sentir la lumière, ouvrir les yeux démesurément, avec un regard effaré, sans proférer aucune parole, comme dans un état de violent effroi (Pl III, fig. 4). — J'enlève le bouchon, le sujet retombe en léthargie, je le lui présente de nouveau, il ouvre toujours les yeux itérativement ; et, vous vous convaincrez aussi qu'en même temps que la sensibilité a disparu à la surface des nerfs cutanés, la sensibilité des expansions optiques s'est augmentée d'une façon concordante, et cela dans des proportions tout à fait insolites.

(1) Sensibilité du tégument au contact de l'or. — *Gazette des hôpitaux*, 6 mars 1888. — DUMONTPELLIER et MAGNIN. — *Etudes expérimentales sur la métalloscopie.* — *L'hypnotisme et l'action de divers agents physiques dans l'hystérie.* (Académie des sciences, 1882.)

— Y a-t-il là transposition des activités nerveuses émigrées des téguments cutanés vers les expansions optiques? — les courants nerveux disparus d'un réseau se sont-ils transportés ailleurs?

Ce sont là des problèmes d'un ordre nouveau que je livre à vos méditations et que je ne fais que vous signaler. — Vous remarquerez encore à ce propos qu'il s'agit là seulement d'un phénomène de sensibilité visuelle d'ordre physique; c'est l'appareil de la vision physique qui seul entre en jeu. La vision *mentale* est complètement absente.

L'ASTHÉNIE ET L'HYPERSTHÉNIE ; HYPEREXCITABILITÉ NEURO-MUSCULAIRE

Les sujets hypnotisés, une fois qu'ils sont plongés en léthargie, se trouvent dans un état de résolution complète, analogue à l'état comateux, ainsi que je vous l'ai indiqué. Tout leur système musculaire est dans un état de relâchement complet. Les bras quand on les lève retombent inertes le long du corps, les jambes de même. Si le sujet est assis, il a de la tendance à glisser. Aucune trace de tonicité quelconque, c'est partout l'état de flaccidité et d'asthénie qui domine.

Mais, à côté de cette résolution complète, on voit se révéler un phénomène excessivement curieux et véritablement pathognomonique, que l'on peut considérer comme le véritable *criterium* de l'état léthargique. Ce phénomène, qui a été signalé d'une façon toute spéciale par M. Charcot, sous le nom *d'hyperexcitabilité neuro-musculaire*, se révèle tout particulièrement sur certains groupes de muscles, et principalement sur des groupes à l'exclusion des antagonistes.

Cette hyperexcitabilité, comme il l'indique, est surtout caractérisée par ce fait étrange en vertu duquel — lorsque, par exemple, vous touchez légèrement la peau de l'avant-bras d'un sujet léthargique, ou que vous compressez légèrement le nerf cubital à son passage au coude, vous voyez immédiatement la main se fléchir, le bras entrer en flexion, et cela avec une vigueur dynamique dont on n'a pas d'idée sans l'avoir appréciée par soi-même. — Les avant-bras sont fléchis avec une énergie telle qu'on ne peut les défléchir sans entraîner le corps avec soi ; la force au dynamomètre, comme je vous le démontrerai, est en même temps plus que doublée: elle s'élève jusqu'à 25 kilogs. — Et, chose étrange! (Pl. II, fig. 2) ces puissantes contractures qui ont été ainsi expérimentalement provoquées, vous pouvez les détruire immédiatement par un procédé très simple : — il suffit de produire le moindre frôlement sur les muscles des régions antagonistes des extenseurs du bras et de l'avant-bras, pour faire tomber immédiatement ce spasme musculaire et rétablir l'état de flaccidité des membres (1).

Ce sont là des faits expérimentaux, empiriquement acquis, sur la pathogénie desquels, il faut bien l'avouer, nous n'avons pas encore d'explication physiologique satisfaisante à fournir (2); ils constituent, comme je vous l'ai indiqué, un caractère somatique d'une valeur indiscutable.

A l'étude de ces phénomènes d'hyperexcitabilité neuro-

(1) On peut produire les mêmes phénomènes sur les muscles extenseurs de l'avant-bras. On détermine alors une contraction de tous ces muscles et les doigts prennent les apparences d'une véritable griffe à mesure que l'effort musculaire se dessine. — L'attouchement de la région antibrachiale antérieure suffit à amener la décontraction.

(2) Les muscles des membres inférieurs sont aptes à présenter les mêmes réactions, il en est de même pour ceux du tronc ; mais ces études ne peuvent être convenablement faites en public, je me contente de les signaler.

musculaire, qui se révèlent d'une façon si intense sur les muscles des membres, j'ajouterai quelques mots au sujet de l'état d'exaltation fonctionnelle que certains muscles de la face sont susceptibles de présenter dans la phase léthargique, lorsque par un léger contact on vient à solliciter leur mise en jeu (1). — C'est ainsi que, chez certains sujets qui sont dédoublés, on peut d'un côté solliciter les muscles dilatateurs des traits de la face ; celle-ci se dilate, s'épanouit, et on assiste à l'expression de la gaîté (Pl. II, fig. 4 et Pl. VIII, fig. 1). Et de l'autre côté, si on sollicite les muscles contracteurs, on obtient le resserrement des plis de la peau, la physionomie se rembrunit, se concentre, et on obtient ainsi l'expression de la tristesse (Pl. II, fig. 3). — Et tout cela, rien que par l'effet de l'activité automatique des muscles, sans la moindre participation consciente du sujet, sans la moindre émotion réelle.

TORPIDITÉ MENTALE. — SURACTIVITÉ DES RÉGIONS ÉMOTIVES.

Les sujets en léthargie paraissent être au point de vue des facultés mentales dans un état profond d'obnubilation. Ils ne sentent pas les attouchements, les pincements cutanés. Ils ne voyent pas. Ils n'entendent pas et paraissent, au point de vue de leurs rapports avec le monde extérieur, être complètement fermés à tout contact.

Mais, s'ensuit-il que toute activité mentale soit *ipso*

(1) L'état d'excitabilité du système musculaire est tellement accusé chez certains sujets qu'on peut quelquefois déterminer la contraction de muscles isolés de la face, rien que par la présentation d'un disque de métal devant chacun d'eux. — Il m'est arrivé quelquefois de solliciter la contraction du muscle rudimentaire du pavillon de l'oreille, et de voir aussi ce pavillon se mouvoir sur place.

facto supprimée, et qu'ils ne conservent pas quelques lueurs lointaines et quelques idées vagues du monde qu'ils viennent si subitement de quitter? — C'est encore là une question presque impossible à résoudre et sur laquelle nous ne pouvons que formuler des appréciations personnelles.

Voici, en attendant, une observation que j'ai faite bien souvent, et qui, par son étrangeté, semble indiquer qu'il y a chez certains sujets en léthargie une notion vague du passé qui sommeille encore en eux.

Ainsi demandez-leur, avant de commencer, à l'état de veille, d'une façon incidente, s'ils savent ce que c'est que la léthargie? ils vous répondront d'une manière évasive en prononçant quelques paroles vagues, sans consistance; ils ignorent ce dont on leur parle. — Mais si, une fois en période de somnambulisme lucide par exemple, vous leur dites : « Tu vas compter jusqu'à huit, et à cinq tu tomberas en léthargie », le sujet exécute l'ordre, il ne sait pas ce que c'est que la léthargie étant à l'état de veille, et, lorsqu'il est en somnambulisme lucide, un souvenir précis de l'état léthargique s'éveille dans son cerveau, et par suggestion il répète cet état inconnu et il vient s'y replacer! — Ce fait semble donc impliquer qu'il y a pendant l'état léthargique une certaine notion spéciale qui persiste comme souvenir et qui est susceptible d'être répétée à nouveau.

Dans la sphère de l'activité mentale, nous voyons des phénomènes de déséquilibration analogues à ceux dont nous venons de constater l'existence se manifester pour la sensibilité et l'excitabilité musculaires.

Tandis en effet que nous voyons la perte de la connaissance du monde extérieur être presque complètement abolie, tandis que nous constatons l'état d'inhibition complet des régions psychiques où sommeille la Personnalité consciente du système nerveux, nous voyons d'autres départements briller d'un éclat insolite, et acquérir, sous le fait de l'impulsion hypnotique, une intensité et une énergie vitale toute nouvelles. — Ce sont dans ces circonstances, les régions émotives qui s'élèvent ainsi au-dessus de leur état moyen, et viennent compenser, par leur éréthisme et leur vivacité, l'obnubilation des régions de l'activité consciente passagèrement obscurcies.

Cette exaltation nouvelle qui se développe aussi chez certains sujets est susceptible d'être mise en valeur par la présence d'agents physiques d'origines variées, — par des vibrations lumineuses de colorations dissemblables, — par des vibrations magnétiques irradiées d'un barreau aimanté, — par des corps solides, liquides et gazeux, présentés dans des tubes, ou mis en contact avec leur peau.

Je vous montrerai par exemple que, chez quelques-uns, les vibrations irradiées d'une boule de verre bleu déterminent des émotions déplaisantes ou répulsives (Pl. III, fig. 1); tandis que chez d'autres des boules rouges et jaunes sollicitent au contraire des réactions d'un ordre tout opposé, — c'est la joie qui apparaît, et une joie proportionnelle à la surface de la boule jaune qu'on leur présente (Pl. III, fig. 2). — Je vous montrerai encore que certaines substances sont aptes à déterminer des troubles émotifs dissemblables suivant leur nature, et variant suivant l'intensité des doses mises en présence du sujet.

DURÉE DE L'ÉTAT LÉTHARGIQUE

La période de léthargie peut avoir une durée plus ou moins longue, mais dont la limite extrême n'est pas encore expérimentalement bien déterminée.

J'ai dans mon service un sujet qui paraît être resté trente-trois jours en léthargie; on l'a nourri pendant ce temps à la sonde, et, à son réveil, il n'a pas eu la moindre conscience de ce qui s'était passé, de ce qu'il avait fait, et de l'alimentation forcée qu'il avait subie.

J'ai maintenu expérimentalement une jeune hystérique en léthargie pendant vingt-quatre heures; elle s'est réveillée spontanément par l'action du froid, quoique j'eusse eu la précaution de l'entourer de boules d'eau chaude pendant son sommeil.

C'est, en effet, ce qui arrive habituellement; à mesure que l'état léthargique se prolonge, la circulation se ralentit à la périphérie, les pulsations artérielles se raréfient, les mouvements respiratoires perdent leur fréquence, et l'individu perd peu à peu de son calorique. C'est un point de pratique sur lequel il faut avoir les yeux fixés, et, si vous vous trouvez jamais en présence de certains cas de léthargie prolongée, je vous engage à surveiller avec grand soin l'alimentation du sujet, à l'alimenter hâtivement à la sonde et à prendre garde surtout que la température ne s'abaisse pas au delà des limites compatibles avec l'entretien de la vie.

L'état léthargique abandonné à lui-même peut durer un temps plus ou moins prolongé, variable suivant les sujets. Ils se réveillent spontanément et accusent d'ordinaire cette sensation profonde de refroidissement dont je viens de vous parler.

Pour faire cesser l'état léthargique et conduire le sujet au réveil, il faut d'abord amener l'état cataleptique qui lui est limitrophe. — Il suffit, en effet, comme vous le verrez, de relever les paupières pour produire une modification instantanée dans l'équilibre de ses activités nerveuses. — C'est l'état cataleptique qui apparaît alors avec ses caractères variés que j'aurai à vous exposer dans la prochaine leçon.

DIAGNOSTIC

Vous pouvez accidentellement être appelé auprès d'un sujet en léthargie, et, si vous n'étiez pas mis au courant de la situation par l'entourage, vous pouvez être assez embarrassé pour la reconnaître. Car, vous pourrez vous demander si vous n'êtes pas en présence d'un état comateux profond produit par une congestion centrale de l'encéphale, — par un coma diabétique, — une fin d'accès d'épilepsie comateuse, — une commotion cérébrale consécutive à un traumatisme, etc.

Vous vous rappelez immédiatement que, dans l'accès de léthargie hypnotique prolongé, le caractère pathogénique qui vous permettra de savoir à quel état vous avez affaire, c'est l'hyperexcitabilité neuro-musculaire recherchée aux avant-bras. Il suffit de pratiquer, comme je vous l'ai indiqué, des attouchements légers en cet endroit pour provoquer des réactions caractéristiques qui vous serviront de guide.

Lorsque, à l'aide de procédés ordinaires, chez certains sujets profondément léthargiques, vous ne pouvez pas amener le réveil, il sera bon d'avoir recours aux révulsifs cutanés, appliqués d'une façon prolongée, et surtout aux secousses produites par l'électricité.

PARTIE EXPÉRIMENTALE

Passons maintenant à la vérification expérimentale des propositions que je vous ai précédemment exposées.

Je vous présente tout d'abord une jeune femme hystéro-épileptique : Théo..., sujet très sensible, qui a été déjà dans différents services des hôpitaux traitée d'accidents convulsifs, éclatant d'une façon soudaine et très intense. L'hypnotisme méthodiquement employé a calmé les attaques, et actuellement elle est en amélioration.

Vous la voyez, elle est alerte, vivante, elle s'exprime avec netteté, elle est, en un mot, en pleine possession d'elle-même. — La force musculaire des fléchisseurs des avant-bras, examinés à l'état de veille à l'aide de ce dynamomètre, s'élève, vous le voyez, à 13 kil. 500 gr. Je la fais asseoir sur le fauteuil, elle s'y installe commodément, et, à ce moment, je lui presse le lobule de l'oreille, et vous voyez qu'instantanément cette vie, cet entrain s'arrêtent brusquement. — Théo. est tombée dans une sorte de coma profond ; c'est la léthargie qui s'établit.

En effet, nous constatons d'une part l'anesthésie bilatérale de la peau des muqueuses, et, de plus, l'hyperexcitabilité musculaire aux avant-bras, et cette hyperexcitabilité s'élève mesurée au dynamomètre actuellement à 23 kilos ! — Vous voyez d'une façon significative que cet état nouveau est caractérisé par une augmentation toute spéciale de la puissance dynamique des muscles qui, actuellement, ne sont pas défléchis même par un effort de 23 kilos. — Ici encore, la sensibilité cutanée disparaît, et c'est la force motrice qui augmente. — Je demanderai encore à ce propos à certains sceptiques qui se croiraient la dupe des sujets en expérience : Sont-ce là des phénomènes de simulation ?

. . . .

Bien plus, la sensibilité de la rétine aux couleurs a acquis du même coup une hyperesthésie extrême ; si bien que, comme vous allez le voir, en présentant devant les yeux fermés du sujet une série de boules de verre diversement colorées, Théo. va sentir les vibrations lumineuses, comme l'oreille sent les vibrations sonores, à travers un écran, et réagit en conséquence.

Voici une petite boule bleue. — L'impression ressentie par elle est excessivement désagréable à en juger par l'expression de sa physionomie qui est répulsive. — Voici une boule rouge, l'effet est à peu près indifférent ; — voici maintenant une petite boule jaune, c'est une réaction d'un tout autre ordre qui se passe. — Elle se précipite comme vous voyez sur la boule, elle la prend, la caresse avec ses mains, et c'est une fascination complète devant les rayons jaunes, réfléchis par cette boule, qui se révèle. — Bien plus, voyez encore cet étrange effet psychologique de l'objet brillant. — La réaction de jubilation ressentie est en quelque sorte, en raison directe de la surface de l'objet lœtifiant : voici une boule cinq ou six fois plus volumineuse environ que la précédente, l'expression du sujet suit une gamme proportionnelle. Ce n'est plus de la joie modérée qu'elle exhale, c'est de la jubilation continue, des extases prolongées, en un mot, toute une série d'impressions d'une extrême intensité qui se dégage alors de ses régions émotives surexcitées. . . . .

Ces phénomènes d'émotions provoquées expérimentalement, Messieurs, ne sont pas propres à un seul et même sujet, vous allez les voir se reproduire avec les mêmes caractères chez deux autres sujets qui vont passer sous vos yeux.

Je vais maintenant vous présenter Esther ; vous avez sans doute entendu parler des aptitudes exceptionnelles de cette jeune femme. — Je l'ai eue dans mon service à la Salpêtrière, il y a sept ou huit ans ; elle était atteinte de troubles hystéro-épileptiques très intenses ; elle a été traitée par l'hypnotisation d'une façon plus ou moins régulière et, actuellement, elle est presque débarrassée de ses attaques. Elle a conservé néanmoins son système nerveux congénitalement excitable, impressionnable à l'excès, et c'est grâce à cette disposition spéciale que j'ai pu avec elle entreprendre mes études sur l'action à distance des substances médicamenteuses, dont vous avez entendu parler lors de la discussion qui a eu lieu récemment à l'Académie de médecine.

Elle est actuellement libre et dans un état de bonne santé relative, ainsi que vous pouvez le constater. Je vais, pour vous montrer l'efficacité du procédé, l'endormir devant vous par suggestion. — Je lui dis : « Tu vas compter jusqu'à huit, et à quatre tu t'endormiras. » Au chiffre indiqué, elle tombe comme vous le voyez en léthargie complète. L'avant-bras frôlé se contracture avec une énergie caractéristique, et le dynamomètre donne une pression de 26 kilos ; à l'état normal, la force dynamométrique des mêmes muscles est de 12 à 13 kilos.

Je fais actuellement l'expérience des boules colorées, vous voyez que les manifestations sont les mêmes que pour Théo. : — la boule bleue lui inspire de la répulsion, il en est de même de la boule rouge, et cette répulsion, chose notable, existe à l'état normal. — Elle se révèle d'une façon inconsciente alors dans le choix des étoffes qu'elle emploie pour s'habiller, elle éloigne le rouge. — Vous voyez que la boule jaune donne aussi une expression de gaieté très caractéristique. C'est la confirmation sur un autre sujet des faits précédents.

État ultra-léthargique. — Passons maintenant à une expérience des plus curieuses et des plus délicates dont je ne puis vous faire qu'une exhibition très rapide à cause des dangers qu'elle pourrait faire subir au sujet, si elle se prolongeait au-delà de ses forces. C'est l'expérience du bouchon de carafe. — Voyez bien l'expression de la physionomie du sujet, avant le début de l'expérience (Pl. III, fig. 3).

Je la mets en léthargie. Elle a, comme vous le voyez, les yeux clos. Je présente alors simplement devant elle, sans prononcer une parole, ce bouchon de carafe taillé à facettes que je sors instantanément de ma poche, et, pour rendre l'effet plus complet, j'interpose entre elle et le bouchon cet écran en bois noir de 5^{mm} d'épaisseur. — Eh bien! que va-t-il se passer?

A travers cet écran opaque le sujet va sentir les vibrations lumineuses! — Esther est alors silencieusement ébranlée, et elle ouvre les yeux démesurément avec un regard étrange (Pl. III, fig. 4); sa physionomie prend alors un air anormal qui ne ressemble à rien, et qui exprime l'effroi le plus profond. — Et en même temps la face s'injecte, le cou se gonfle, la respiration se précipite et devient anxieuse avec strabisme et menaces de suffocation, et, si on prolonge l'expérience, le sujet s'affaisse, épuisé par cette disparition rapide et subite de son influx nerveux. — Et que constatez-vous alors?

Si vous recommencez, vous n'avez plus affaire à un sujet en léthargie avec hyperexcitatibilité neuro-musculaire : c'est un nouvel état qui s'est révélé, le sujet ne réagit plus sous l'influence des attouchements provoqués aux avant-bras, la réaction spécifique a disparu. — Il est atone, flasque, plongé dans un état d'adynamie profonde; et, comme la respiration diminue de fréquence, que les mouvements inspiratoires cessent de se révéler et que le pouls devient imperceptible, on a tout à craindre de voir le sujet s'éteindre épuisé devant soi. — C'est cet état de coma profond expérimental que je propose d'appeler période *ultra-léthargique* de l'hypnotisme (Pl. I, fig. 1) et dont vous voyez d'une façon si nette les caractères expressifs dans toute leur gravité. J'ai donc raison de vous répéter qu'il ne faut faire ces expériences qu'avec une extrême prudence, et ne jamais s'avancer au hasard sur ce terrain si fécond en surprises. . . . .

. . . .

Pour faire cesser cet ensemble symptomatologique si intense et si effrayant à la fois, il n'y a qu'une chose à faire, éloigner le corps brillant du champ visuel et laisser les réactions naturelles de l'organisme s'opérer d'elles-mêmes en silence. — Peu à peu en effet les courants nerveux se rétablissent et reprennent leur direction habituelle; — vous voyez en effet la contractilité neuro-musculaire réapparaître dans les muscles des avant-bras, la léthargie se dessine bientôt avec ses caractères classiques ; — une fois arrivé à cette étape, le chemin pour le réveil se trouve tout indiqué à suivre. — Vous voyez comment j'opère, je fais méthodiquement passer Esther en catalepsie puis en somnambulisme, puis, par un souffle léger sur les yeux, je la réveille complètement.

Vous pouvez constater que le réveil est complet et qu'elle n'a aucun souvenir des états divers par lesquels elle a passé. Interrogez-la, elle n'a nullement conscience des ébranlements qu'elle a subis pendant cette période d'obnubilation transitoire de ses facultés mentales qu'elle vient de traverser. — Elle n'a aucune idée de ce qu'elle a dit et fait; elle n'accuse seulement qu'un peu de fatigue dans la journée, lorsque les expériences ont été trop longtemps prolongées.

Pour compléter Messieurs, ce que je vous ai précédemment annoncé et donner une preuve de plus à mes assertions, je vous présente un troisième sujet, la nommée Clarisse, jeune fille hystérique actuellement tout à fait guérie de ses attaques hystero-épileptiques puisqu'elle est en place et qu'elle peut s'occuper régulièrement.

Vous voyez avec quelle facilité je l'endors, en lui en donnant verbalement l'injonction. — Elle tombe en léthargie, et, si je répète devant vous les expériences des boules colorées, vous voyez qu'elle réagit devant les couleurs d'une façon tout à fait analogue aux sujets précédents; — voyez combien la boule bleue produit sur elle un effet répulsif intense (Pl. III, fig. 1) et combien les boules jaunes développent au contraire une force d'attraction et de jubilation profonde (Pl. III, fig. 2). — En la contemplant, sa physionomie devient gaie et souriante et exprime ainsi des allures diamétralement opposées.

DEUXIÈME LEÇON

DE L'ÉTAT CATALEPTIQUE

(Schéma, Pl. I, fig. 1 et Pl. XI.)

SOMMAIRE

DE LA CATALEPSIE. — *Définition :* Procédés pour produire l'état cataleptique.

Symptomatologie : 1° Au point de vue somatique. — 2° Au point de vue dynamique; Mouvements associés, rôle des impressions visuelles et auditives. — 3° Sollicitation des régions émotives ; Émotions produites par la vue ; Émotions produites par les rayons colorés ; Émotions produites par les impressions auditives ; Émotions produites par la sensibilité musculaire ; Émotions produites par des substances variées contenues dans des tubes. — 4° Dédoublement des émotions. — 5° Prise du regard. — 6° Actions des aimants et des métaux ; Attractions, Répulsions, Aimantation du corps humain ; Phénomènes de transfert. — 7° *Diagnostic* de la catalepsie franche, et des états catalepto-somnambuliques. — Examen ophtalmologique du fond de l'œil.

Expériences : Production de l'état hémi-cataleptique et hémi-léthargique. — Action des rayons colorés. — Attitudes variées. — Émotions sollicitées.

Nous allons aborder aujourd'hui l'étude symptomatologique de la catalepsie. -- Cet état confine d'une part à l'état léthargique et d'autre part, à l'état somnambulique. Dans la série des étapes que poursuit le sujet pour revenir à l'état de veille, c'est le premier effort de l'organisme pour émerger de la période d'obscurité profonde et d'inertie où il a été placé dans la période de léthargie.

La catalepsie est essentiellement caractérisée par l'immobilité spéciale des muscles, et par la fixité des attitudes communiquées. — Si l'on prend le bras d'un sujet cataleptique et qu'on le soulève, il reste indéfiniment dans la position qu'on lui a donnée, — si on soulève les deux bras, si on infléchit le tronc dans telle ou telle direction c'est la même chose. Les muscles soulevés sont flexibles et légers. Ils se groupent harmonieusement dans toutes les poses qu'on leur fait prendre. La mimique des émotions atteint un degré d'exactitude extrême, et la chair humaine devient ductile malléable comme les membres d'un mannequin de peintre.

En même temps, la face participe à cet état nouveau. Elle présente un aspect tout spécial : — les yeux sont largement ouverts, fixes, les traits sont immobilisés, — de là une physionomie impassible, silencieuse, toute spéciale. Les téguments cutanés sont frappés d'anesthésie, il en est de même des muqueuses. L'orbiculaire des paupières étant immobilisé, il en résulte que les larmes ne suivent plus leur cours habituel, elles imbibent les globes oculaires et s'écoulent sur les joues.

HÉMI-LÉTHARGIE. — HÉMI-CATALEPSIE

La catalepsie, vous ai-je dit, est intermédiaire entre l'état léthargique et l'état somnambulique. — Ces rapports de continuité sont tellement réels, et tellement dans l'ordre des choses, que je vais vous montrer une expérience très curieuse dans laquelle vous allez voir le sujet être en quelque sorte placé à cheval sur les deux états léthargique et cataleptique ; — il peut être par artifice mis en léthargie d'un seul côté, et placé en catalepsie de l'autre côté ; il est ainsi dédoublé, un pied d'un côté et un pied de l'autre. — C'est ce qu'on appelle l'hémi-léthargie et l'hémi-catalepsie (Pl. IV, fig. 1).

Ainsi le sujet étant en léthargie avec résolution bilatérale, voici comme on opère : — l'état cataleptique étant essentiellement provoqué par l'action excitatrice de la lumière sur le cerveau, je fais arriver les rayons lumineux dans un seul lobe cérébral isolé, et ce lobe qui est en état léthargique va se mettre en état cataleptique *ipso facto*.

Que faut-il faire pour cela ? — Relever la paupière d'un seul côté.

J'agis par exemple sur l'œil droit du sujet, je relève sa paupière supérieure ; la lumière illumine immédiatement sa rétine et cet état nouveau d'ébranlement vibratoire se transmet au lobe gauche opposé qui se trouve tout à coup illuminé. Il entre par cela même en un état nouveau, et cet état est l'état cataleptique.

Vous voyez, je lève le bras droit du sujet, il reste dans l'attitude que je lui donne, il se laisse fléchir et conserve la situation, tandis que de l'autre côté, là où l'état léthargique n'a pas été interrompu c'est l'obscurité qui domine encore dans son lobe droit. Et, — vous le voyez, si je lève le bras gauche, innervé par le lobe droit léthargique, le bras retombe flasque et inerte, et si j'interroge les muscles de l'avant-bras, j'obtiens encore la réaction caractéristique de l'hyperexcitabilité musculaire.

L'individu est donc expérimentalement scindé en deux individualités psychologiques distinctes, son unité physiologique se trouve ainsi anéantie, et on arrive à créer par une sorte de vivisection expérimentale, un véritable dédoublement de l'être vivant, en vertu duquel chaque lobe cérébral acquiert une autonomie propre.

PROCÉDÉS POUR PRODUIRE L'ÉTAT CATALEPTIQUE

L'état cataleptique peut être déterminé soit d'emblée : par une impression vive, une secousse frappant sur la sensibilité auditive, un coup de gong, un bruit strident, une décharge électrique, celle de la foudre ; — soit doucement, par l'évolution naturelle des expériences de l'hypnotisation ; ou le bruit monotone du tic tac d'une montre.

La présence d'un objet brillant chez les sujets prédisposés détermine encore l'état cataleptique ; — un rayon de soleil dardé avec un miroir ; un miroir à rotation, comme dans les expériences que j'ai instituées suffisent à provoquer chez les sujets entraînés l'hypnose, au bout de deux ou trois minutes (Pl. XI).

Les sujets sont incontinent saisis, ils restent inertes et dans l'attitude où ils ont été impressionnés. — Vous savez qu'un grand nombre d'individus frappés par la foudre ont été retrouvés dans les attitudes expressives de la catalepsie qu'ils avaient au moment où ils avaient été atteints (1).

La catalepsie peut être encore provoquée par la suggestion. — Le sujet étant en période de somnambulisme, par exemple, vous lui dites de se replacer en période de catalepsie, et il s'y place de lui-même, par une action mystérieuse dont nous ne pouvons pas encore pénétrer le secret.

Dans l'ordre naturel des choses la catalepsie suit l'état léthargique, chez les sujets qui présentent le grand hypnotisme. — Chez ceux au contraire qui restent en

(1) Bottey, *loco citato*, page 30.

suspend et n'arrivent pas aux limites extrêmes de la léthargie, l'état mixte catalepto-somnambulique seul apparaît, c'est la *fascination* de Brémaud, et ce n'est qu'à la longue, par suite d'un entraînement prolongé, que les sujets fascinés peuvent arriver aux phases ultimes du grand hypnotisme.

Comment détermine-t-on le passage du sujet de l'état léthargique à l'état cataleptique?

Par un mécanisme bien simple (Pl. I, fig. 1). L'individu plongé en léthargie, est au point de vue des impressions extérieures dans un état d'obscurité profonde ; il ne perçoit pas plus les impressions sensitives que les impressions visuelles. — Que faisons-nous alors, lorsque empiriquement nous relevons ses paupières? Permettez-moi cette comparaison vulgaire, nous ouvrons les volets, comme nous faisons lorsque nous sommes dans une chambre obscure et que nous voulons avoir du jour. — Nous faisons arriver les vibrations lumineuses sur la rétine et de là, par les nerfs optiques dans les corps genouillés, les couches optiques et finalement dans l'écorce, c'est une incitation nouvelle qui pénètre dans ses réseaux et vient éclairer certaines régions obscures. Ces mêmes vibrations apportent donc avec elles la vie, mais elles ne s'adressent qu'à un département isolé, elles ne donnent qu'une vitalité locale et partielle aux régions corticales de la vision.

Et c'est ainsi qu'un état nouveau se développe dans l'ensemble des activités cérébrales, — état de vitalité incomplet, bizarre, extra-physiologique, qui exprime un véritable défaut d'équilibre dans la répartition des forces nerveuses irrégulièrement réparties.

SYMPTOMATOLOGIE

Au point de vue symptomatologique, l'état cataleptique présente des caractères nets et tranchés qui constituent une phase des mieux limitées des processus hypnotiques, et que l'on retrouve avec les mêmes caractères chez la plupart de tous les sujets examinés.

1° AU POINT DE VUE SOMATIQUE

L'état cataleptique est essentiellement caractérisé par des modalités spéciales survenues dans l'innervation musculaire, et par une exaltation concomitante excessive dans le champ des voies parcourues par les impressions visuelles (Pl. V, fig. 1 et 2. — Pl. VI. — Pl. VII).

Ainsi les muscles conservent, comme je vous l'ai dit (1), passivement, comme les membres d'un mannequin de peintre les attitudes qu'on leur donne, attitudes statiques et harmonieuses. Les bras restent croisés (Pl. V, fig. 1 et 2), les mains demeurent étendues (Pl. VI); le sujet peut être incliné dans tel ou tel sens et y demeurer immobile (Pl. VI). Le sujet ne sent pas, et son visage ne traduit aucune émotion, aucune fatigue. C'est ainsi qu'on peut lui faire exprimer des émotions variées sans qu'il éprouve la moindre résistance : qu'on peut artificiellement développer chez lui la mimique de l'extase religieuse la plus expressive, celle de la colère, de la joie, du dégoût et de l'aversion profonde suivant les procédés mis en usage.

(1) Comparer avec les différentes attitudes conservées par les huit sujets de la Planche XI, cataleptisés par l'action du miroir rotatif.

Vous verrez encore que les facultés d'équilibration sont pareillement portées à un degré d'exaltation extrême. Vient-on à mettre le sujet sur un seul pied, faire incliner le tronc fléchi en avant, il va rester dans cette situation avec la face congestionnée. — Vient-on à agir en sens inverse, à produire une incurvation de la colonne vertébrale, en vertu de laquelle la tête est fortement renversée en arrière, avec forte saillie en avant de la région abdominale, vous verrez que le sujet qui présente ainsi une attitude forcée, extra physiologique, s'y accoutume mollement, que sa flexibilité acquiert un développement insolite et, qu'en somme, en cet état cataleptique, il arrive à se maintenir en équilibre dans des situations qui seraient impossibles à l'état normal (Pl. VIII, fig. 3). — Enfin, il est une expérience décisive qu'un grand nombre d'entre vous connaissent déjà et que j'ai répétée à plusieurs reprises : elle consiste à prendre un sujet en catalepsie, à le soulever de terre horizontalement, à placer sa tête sur le dos d'une chaise et les pieds sur le dos d'une autre chaise (Pl. VII). Le sujet dont les muscles se mettent en contraction reste ainsi couché horizontalement et suspendu par ses deux extrémités. — La puissance dynamique développée par les muscles est telle que l'on peut peser sur son corps avec grande force sans vaincre ses forces de résistance. Quelques expérimentateurs ont été quelquefois jusqu'à s'asseoir même sur son ventre. — Cet état de contraction musculaire, si extraordinaire et qu'aucun homme ne pourrait produire à l'état naturel, peut se prolonger plusieurs minutes dans une rigidité complète. Certaines personnes m'ont affirmé l'avoir vu durer de vingt à vingt-cinq minutes.

2° AU POINT DE VUE DYNAMIQUE

Si nous examinons maintenant l'état du système musculaire chez les cataleptiques au point de vue de ses aptitudes dynamiques, vous allez voir que le sujet peut, comme une machine dont les ressorts sont montés pour exécuter tel ou tel mouvement, répéter une série d'actions associées, acquises par l'habitude, et qui s'exercent alors d'une façon machinale et automatique, en vertu d'une incitation quelconque qui leur sert en quelque sorte d'amorce.

Ainsi, je vais vous faire voir un sujet qui a l'habitude de tricoter et de faire du crochet; — je lui mets ses aiguilles entre les doigts de la main droite, et son peloton de fil dans la main gauche et vous voyez, — rien que le contact de ces deux choses suffit à éveiller en elle les idées associées de faire du crochet. Vous la voyez immédiatement, comme une machine, elle se met en œuvre, elle travaille d'une façon suivie sans la moindre distraction et, chose bien étrange, qui vous montre combien dans ces mille opérations de la vie courante que nous accomplissons incessamment, l'intelligence qui, au début les avait réglées, finit par rétrocéder peu à peu, si bien — que si on vient à casser ce fil dont le sujet se sert, vous voyez qu'il s'arrête, qu'il fait un nœud, et, le fil raccommodé, il repart de plus belle. Il continue son œuvre, et pendant quatre, cinq et six heures, j'ai vu ainsi les sujets continuer à travailler, soit à faire du crochet, soit à tricoter des bas, oubliant de manger, restant immobiles dans les mêmes attitudes et tout étonnés au réveil de voir la besogne qu'ils avaient accomplie sans s'en douter.

C'est toujours en vertu du même mécanisme d'un

mouvement primitivement associé à une impression que l'on voit s'opérer chez les cataleptiques, une série de phénomènes variés. Ce sont là de véritables réflexes cérébraux qui évoluent automatiquement sans aucune participation de la Personnalité consciente, laquelle reste en dehors d'eux et ne conserve aucune impression de leur passage. — C'est ainsi que si l'on met entre les mains d'un sujet un couteau et un morceau de pain, il va couper ce pain ; — un parapluie, il l'ouvre ; — une échelle, il y monte ; — un peigne, il le porte à sa tête et s'en sert ; — un cigare et une allumette, il frotte l'une pour allumer l'autre, etc.

Ce ne sont pas seulement les impressions sensitives fournies par le contact des corps qui sollicitent des mouvements automatiquement associés des cataleptiques : les impressions fournies par la vue et par l'audition, par la gustation et par l'olfaction sont aussi destinées à produire des actions motrices coordonnées ; et, ces actions réflexes, fatales, irrésistibles, sont accomplies d'une façon passive et sans que le sujet ait notion de la fatigue éprouvée.

Ainsi, je me place devant lui ; — si je tourne mes bras autour l'un de l'autre, si je lève le bras droit ou la jambe, si je produis des mouvements quelconques dans son champ visuel, vous allez voir le sujet répéter les mêmes mouvements, entraîné par une impulsion fatale et irrésistible et il va les répéter comme une machine tournante qui aurait perdu ses freins, sans pouvoir s'arrêter spontanément. — J'ai vu, dans quelques expériences, ces mouvements combinés s'exercer pendant dix et quinze minutes.

Bien plus, vous allez voir que les facultés d'imitation

inconsciente peuvent dans certaines circonstances arriver à produire des actes d'une certaine gravité. — Voici une boîte contenant des pilules de *mica panis*. Devant le sujet en expérience, Esther, je prends une pilule et je l'avale. Par imitation Esther en prend une et l'avale. Et voyez la gravité des conséquences au point de vue médico-légal. — Il est évident que dans une situation semblable une main criminelle pourrait introduire des pilules empoisonnées et les faire avaler au sujet qui pourrait ainsi s'empoisonner lui-même sans avoir le moindre souvenir de l'origine de son empoisonnement !

C'est encore dans cette phase intéressante de l'hypnose que l'on peut, chez certains sujets prédisposés, obtenir des résultats thérapeutiques miraculeux, quelquefois.

Ainsi, je vous présenterai à la fin de cette leçon une jeune fille parfaitement guérie et qui va quitter l'hôpital : elle était entrée dans mon service atteinte d'une paraplégie hystérique et qui avait jusqu'alors résisté à tous les moyens thérapeutiques ordinaires employés en pareille circonstance. — Jugeant que j'avais affaire à un sujet hystérique, je me mis en quête de provoquer chez elle l'hypnose avec son consentement. J'arrivai aisément à produire les phénomènes du somnambulisme et de la catalepsie avec une tendance à la léthargie. — Cela me suffit pour arriver au résultat que je désirais, et cette jeune fille qui à l'état de veille était incapable de produire le moindre mouvement dans ses membres inférieurs, je la fis passer en catalepsie tout d'abord, et, une fois dans cet état, mettant à contribution cette puissance d'imitation automatique que possèdent inconsciemment tous ces sujets, je me mis devant elle à agiter mes jambes dans le sens de la marche et, immédiatement ses jambes s'agitèrent, firent les mêmes mouvements que moi. — Je pus ainsi en ayant ressuscité les facultés locomotrices artificiellement la prendre par les mains, la faire lever de son lit et avoir la satisfaction de la voir marcher incontinent devant moi. — Elle fit environ huit à dix pas le premier jour; le lendemain elle en fit davantage et c'est ainsi que les courants d'innervation locomotrice ayant été artificiellement ressuscités je pus à un moment donné lui donner la suggestion de marcher étant à l'état de veille. Au bout de quelques jours d'expérimentation, le rétablissement des fonctions motrices était complètement rétabli; la malade marchait, et vous pouvez voir que maintenant elle est en pleine guérison. La période de traitement a duré environ deux mois.

Les incitations auditives sont aussi aptes à déterminer des réactions réflexes imitatives principalement du côté des appareils moteurs de la phonation. — Ainsi vient-on à parler à un sujet cataleptique, à prononcer des sons devant lui, quelquefois on constate qu'il est complètement sourd, il ne répond pas; — mais chez des sujets entraînés, on constate qu'ils répondent d'une façon spéciale : c'est en quelque sorte l'écho de la parole entendue qu'ils répètent. — On leur dit par exemple : Bonjour, ils répondent : Bonjour. — Comment vous portez-vous? ils répondent : Comment vous portez-vous. — Avez-vous mal à la tête? ils répondent : Avez-vous mal à la tête.

Dans d'autres circonstances on rencontre des sujets doués d'un véritable dédoublement de leur Personnalité. On leur parle à côté d'une oreille, l'oreille gauche, par exemple, ils répètent l'interrogation automatiquement comme un écho. — On leur dit, par exmple :

Comment allez-vous? ils répètent comme précédemment la même phrase. Mais vient-on à les interroger du côté de l'oreille droite et à leur dire : Comment allez-vous? on est tout étonné alors de leur entendre répondre d'une façon lente : Je vais bien. — Ce fait nous démontre donc qu'au point de vue des facultés auditives, il n'y a pas une absence complète de la perception, et qu'il y a une portion de la Personnalité consciente qui est vaguement interressée dans la situation que traverse le sujet, et qui d'une façon vague exprime sa façon d'être.

SOLLICITATION DES RÉGIONS ÉMOTIVES

De même que dans l'état léthargique nous avons constaté l'abolition de certaines activités nerveuses neutralisées par l'exaltation d'autres activités, de même dans l'état cataleptique nous allons constater des phénomènes similaires. —Nous allons voir, par exemple, que si dans les régions centrales il y en a certaines qui deviennent torpides, il y en a d'autres qui par compensation s'élèvent soudainement à un degré d'éréthisme extrême.

Ainsi, vous allez voir, ici la sensibilité cutanée rester éteinte, l'absence de réactions de la Personnalité consciente demeurer complète, annihilée, et en même temps, vous constaterez que les régions émotives (ces régions émotives, dont je vous ai déjà parlé dans mes conférences précédentes et qui ont dans le cerveau une localisation dont je vous entretiendrai plus tard) (1), vous constaterez, dis-je, que ces mêmes régions émotives, sous des incitations variées, entrent silencieusement en action

(1) Luys, *Des Hémiplégies émotives.* *Journal l'Encéphale*, 1881.

et révèlent leur vitalité par des réactions expressives d'une extrême intensité.

C'est ainsi que dans cet état cataleptique si le sujet se laisse manipuler comme une cire molle, si ses muscles sont ductiles à merci et se prêtent à toutes les attitudes qu'on leur donne ; — au point de vue de ces manifestations émotives, l'hypnotisé présente les mêmes phénomènes ; — il réagit et dégage de l'émotivité d'une façon passive comme un appareil électrique auquel on fait appel et qui dégage l'électricité dont il était chargé. Toutes les expériences agréables ou désagréables que l'on pratique à ses dépens il les subit sans la moindre mauvaise humeur et avec une possivité complète. — Et alors on voit apparaître les émotions les plus variées, provoquées soit par les voies physiologiques naturelles de la vue, de l'audition, soit par des attitudes, soit par différentes substances chimiques ou médicamenteuses ayant des affinités spéciales pour produire chez tel ou tel sujet des émotions d'une nature donnée.

Émotions produites par la vue. — Le sujet étant en catalepsie et silencieux, on peut aisément provoquer chez lui des émotions gaies ou tristes ; — vient-on par exemple (sans prononcer aucune parole), à faire passer devant ses yeux des dessins, représentant par exemple des personnages avec une physionomie triste, vous voyez ses yeux parcourir silencieusement ces images, et peu à peu l'impression visuelle sollicite une réaction concomitante de tristesse; et bien plus, — chez certains sujets l'expression de la tristesse est tellement sincère, qu'elle entraîne la participation sympathique des glandes lacrymales et vous voyez le sujet pleurer, sa respiration devenir anxieuse et des sanglots s'exhaler de sa poitrine.

Sa physionomie présentant une expression attristée très profonde.

Vient-on maintenant à changer les dessins et à prendre des personnages gais; — le tableau change du tout au tout.

Le sujet prend connaissance du nouveau dessin, il s'en impreigne en quelque sorte, ses traits se dilatent, un sourire se dessine, et peu à peu l'action hilariante allant crescendo, on l'entend rire avec éclat.

Si en présence du sujet qui a les yeux fixés sur moi, je simule avec la main le vol d'un oiseau en décrivant une série de cercles devant ses yeux, — si j'ai l'air de capter cet oiseau imaginaire et de le déposer sur ses doigts, vous voyez le sujet prendre une physionomie gaie, attendrie et caresser avec plaisir cet oiseau. — Inversement le sujet étant toujours présent devant moi, si je viens à simuler une série de mouvements de reptation partant de la terre et remontant vers lui, comme s'il s'agissait d'un reptile, — immédiatement l'idée d'un reptile s'éveille dans son esprit, et le voilà pris d'une émotion de frayeur, vous le voyez terrifié et cherchant à fuir; et alors, si j'arrête ces mouvements, si je cesse de solliciter son émotion, vous le voyez rester pétrifié sur place dans l'attitude dernière qu'il vient d'avoir et conservant l'expression soit d'une joie, soit d'une terreur silencieuse.

Émotions produites par les rayons colorés. — L'action des rayons colorés est encore susceptible, comme vous allez le voir, de déterminer chez le cataleptique des émotions différentes.

Au début de mes recherches, je plaçais le sujet dans un cabinet noir, et à l'aide d'une lanterne sourde, munie de verres diversement colorés, je dardais sur lui successivement les différents rayons du spectre ; — j'obtenais ainsi des réactions émotives variant suivant la réceptivité spéciale de chacun d'eux.

Dans la plupart des cas j'ai constaté que, la lumière blanche tamisée à travers un verre dépoli les maintenait cataleptiques en état d'immobilité, — que les rayons bleus déterminaient la tristesse et la dépression, — que les jaunes et les rouges sollicitaient au contraire des mouvements expansifs de joie et de gaieté ; — et que les couleurs intermédiaires de vert et d'orangé déterminaient des réactions variables suivant leur réceptivité propre d'une part, et d'autre part, suivant la prédominance des couleurs composantes ; — c'est ainsi que pour le vert, par exemple, suivant que le bleu était prédominant c'étaient des émotions tristes qui dominaient; et pour l'orangé, c'est la prédominance soit du rouge, soit du jaune qui détermine la nature de la réaction.

Dans la pratique courante j'ai renoncé à ces expériences qui ne peuvent être faites que dans le laboratoire et, pour tâter la sensibilité des sujets je me contente d'avoir recours non plus à la lumière transmise, mais bien à la lumière réfléchie par un corps brillant. — C'est ainsi que j'emploie exclusivement ces petites boules de verre que vous connaissez tous, dont des échantillons variés, bleus, rouges, blancs, jaunes... vont être mis successivement en présence des sujets que je vais vous présenter. Rappelez-vous ce fait par avance, c'est que dans ces nouvelles expériences j'ai constaté des phénomènes identiques à ceux dont je viens de vous parler ; — c'est-à-dire que le jaune et le rouge déterminent des émotions expansives, tandis que le bleu et le vert déterminent des émotions répulsives.

Voici une jeune hystérique guérie, Cl... à laquelle je présente une boule bleue (Pl. III, fig. 1).

Vous voyez comme son attitude exprime une terreur, une répulsion profondes. — Inversement je lui présente une boule jaune (fig. 2). Voyez combien son attitude est changée, et combien elle est attirée agréablement par l'objet brillant devant elle ! — Et notez encore que la joie et la tristesse se développent en raison directe de la surface des boules colorées : ainsi, avec ces petites boules du volume d'une mandarine, nous obtenons des réactions d'une moyenne intensité, et si je viens à substituer à ces petites boules des boules d'un diamètre deux fois, trois fois plus considérable, alors les émotions provoquées subissent une ascension croissante, et acquièrent, à un moment donné, des intensités extrêmes ainsi que vous allez en voir des exemples.

Émotions produites par les impressions auditives. — Les émotions d'origine auditive dans l'état cataleptique ou bien sont nulles, ou bien sont modifiées de façon à présenter le phénomène de l'écho dont je vous ai parlé précédemment.

Néanmoins elles peuvent être sollicitées d'une certaine façon, et pour peu qu'elles soient continues sous forme de sons musicaux, elles pénètrent dans les régions du *sensorium* et deviennent aptes à solliciter des réactions appropriées à leur nature. — C'est ainsi que l'audition d'un mouvement rapide, bien cadencé, sollicite le sujet à se lever, à tourner sur lui-même d'une façon rythmée et avec une allure de gaieté. — Inversement, un morceau de musique dont les tonalités sont lentes, monotones, développe chez lui une expression d'abattement, de tristesse. La marche funèbre de Chopin, par exemple, a amené à plusieurs reprises, chez certains sujets, une physionomie triste avec abattement profond et résolution des membres, et chez ceux qui pouvaient marcher, une allure abattue comme si réellement ils assistaient à une cérémonie funèbre.—J'ai vu, dans ces cas, l'audition de la *Marseillaise* succédant instantanément à l'air précédent produire une réaction de toute autre nature; le sujet se sentait tout autre, ses forces s'exaltaient, il faisait une mimique expressive qui manifestait le besoin de s'élancer en avant.

Émotions produites par un état spécial de la sensibilité musculaire. —Les régions émotives qui sont arrivées à un état d'impressionnabilité si caractéristique peuvent encore être sollicitées par le mécanisme suivant.

Ainsi, à l'état normal, les différents états de ces mêmes régions émotives se manifestent à l'extérieur d'une façon centrifuge, par des expressions appropriées, associées intimement à elles, et constituant leur caractère spécifique. — Ainsi un homme en colère montre le poing menaçant comme l'expression de l'irritabilité dont il est possédé. Entre ce poing menaçant et l'état de son for intérieur il y a donc un trait d'union indissoluble : l'un appelle l'autre dans la direction centrifuge. — Cet homme vient-il à éprouver une émotion tout à fait différente, une émotion de tendresse par exemple, il va appliquer légèrement une main sur ses lèvres, et envoyer avec cette main un baiser à la personne qu'il aime; dans ces deux cas c'est l'émotion qui commande les mouvements expressifs. — L'action inverse se propage du centre à la périphérie. — Et bien — dans l'état cataleptique que nous étudions en ce moment vous allez voir les mêmes synergies renversées se révéler en sens inverse.

Ainsi, rien qu'en déterminant le symbole extérieur de

l'émotion, nous allons la voir apparaître, en agissant de la périphérie vers le centre. — Vient-on par exemple à étendre le bras d'un sujet cataleptique (Pl. IV, fig. 3 et 4), à lui fermer le poing et à lui donner *périphériquement* l'attitude d'un personnage en colère? — on voit immédiatement que l'émotion satellite associée au geste s'éveille silencieusement dans le *sensorium*, et que la physionomie du sujet se met à l'unisson; — alors ses traits se rembrunissent, son regard devient menaçant, son autre bras prend l'attitude de la défense et tout son être en un mot participe à l'émotion localement sollicitée par la fermeture du poing.

Vient-on, par une opération inverse, à lui appliquer sur les lèvres une de ses mains, dans l'attitude d'une personne qui envoie un baiser: immédiatement, comme si on poussait le bouton d'une pièce mécanique, l'émotion satellite se développe, on voit l'individu dont les traits se dilatent silencieusement, dont la figure sourit, faire tout doucement le mouvement d'envoyer un baiser à distance, et, une fois en train, ce mouvement d'émission de baisers peut se répéter d'une façon indéfinie (Pl. IV, fig. 2).

C'est ainsi, Messieurs, que, dans l'étude des différentes phases de l'hypnotisme, vous voyez quel champ nouveau se présente devant vous pour les recherches de la saine physiologie cérébrale. — Elle vous révèle toute une série de phénomènes nouveaux, — les phénomènes émotifs, dont les physiologistes contemporains ignorent presque l'existence, et vous voyez qu'ils peuvent être isolés, analysés à part, et évoqués d'une façon expérimentale au gré de votre volonté; — tous ces phénomènes nouveaux se développent à l'aide de ces nouvelles méthodes d'investigation dont je suis heureux de vous montrer les intéressants résultats.

Émotions produites par des substances variées présentées dans des tubes de verre fermés. — Je me suis occupé ailleurs (1) de l'étude de ces surprenants phénomènes en vertu desquels j'ai constaté, après MM. Burot et Bourrut, que les substances médicamenteuses ou chimiques, des gaz même, placées dans des tubes de verre, étaient aptes (par une sorte de rayonnement, analogue à celui du barreau aimanté) à produire non seulement des réactions d'ordre somatique — des contractures locales et généralisées, mais encore à pénétrer plus profondément dans l'organisme, jusque dans le for intérieur de l'individu vivant, et à déterminer des émotions variées de joie, de tristesse, de colère, de satisfaction (Pl. X, fig. 1, 2, 3, 4), etc., en mettant ainsi les différentes cordes de l'émotivité humaine en vibration, suivant leur nature spécifique. — Ce sont là des phénomènes complexes dont les physiologistes contemporains ne paraissent pas comprendre la portée et dont j'espère, en attendant leur adhésion, vous présenter quelques exemples instructifs destinés à asseoir vos idées sur ces intéressants sujets. — Je vous dis par avance qu'en plaçant des tubes de verre, contenant des substances variées, des liquides et même des gaz, soit sur la peau du cou du sujet, soit dans ses mains, soit près de la peau de ses pieds même, on détermine des réactions variées, spécifiques à l'objet en expérience; je vous renvoie pour plus de détails au dernier chapitre de ces leçons.

Dédoublement des émotions. — Il est encore un département très intéressant de ces études sur lequel je voudrais attirer votre attention au point de vue de la psycho-

(1) Luys, *De la sollicitation expérimentale des émotions chez les sujets hypnotisés.* — Paris 1888.

loge, c'est la question du dédoublement de l'unité humaine; — c'est le développement de cet étrange phénomène en vertu duquel, chez le même sujet, on peut développer successivement, d'un côté la gaieté, et de l'autre la tristesse. — On peut ainsi produire les apparences d'un sujet qui rit du côté gauche et pleure du côté droit. Vous pourrez voir sur les Pl. II, fig. 3 et 4 et Pl. VIII, fig. 1 et 2 les vérifications de ce que je vous annonce.

Le sujet a été mis comme vous le voyez en catalepsie, il est silencieux (Pl. II, fig. 3 et 4). — A l'aide d'un petit bâton je touche à distance les muscles de la face d'un côté, et je détermine la gaieté, de l'autre côté je détermine la morosité, la tristesse. — Sur la planche VIII, fig. 1 et 2, vous voyez qu'un tube contenant la même substance, présenté sur le côté gauche et droit du sujet, produit d'un côté à l'autre des états émotifs de nature dissemblable.

Chez un sujet actuellement encore dans mon service les mêmes phénomènes de dédoublement s'observent; seulement, la malade n'est pas silencieuse et exprime très pertinemment ses émotions. — Vient-on à toucher la peau de tout un côté du corps avec un tube de verre contenant une substance donnée, cela lui est agréable, elle sourit, sa physionomie exprime la gaieté, et sa parole est à l'unisson de ses émotions ; elle dit : — oui — oui — je veux bien. — Vient-on à faire la même opération sur l'autre côté, c'est tout le contraire; elle retire la main, elle se dérobe, sa figure se rembrunit et devient maussade ; elle s'écrie itérativement avec véhémence : — non — non, je ne veux pas.

Ce sont là des phénomènes du plus haut intérêt, au point de vue de la psychologie, que je ne fais que vous signaler ici. — Je vous renvoie pour plus de détails à l'article spécial dans lequel j'ai réuni mes idées sur ce sujet (1).

PRISE DU REGARD

En dehors de toutes les manifestations symptomatiques propres à l'état cataleptique que nous venons d'exposer, il en est encore une que je tiens à vous signaler, et c'est celle qui est décrite journellement et exposée partout, sous le nom de *prise du regard.*

Cet état spécial du cataleptique dont les régions optiques sont dans un état d'éréthisme surnaturel est caractérisé par ce fait que ses yeux, assoiffés de l'éclat de la lumière, s'attachent à tout ce qui brille devant eux et ne peuvent s'en détacher. — Ainsi, par exemple, comme vous allez le voir, voici un sujet en état cataleptique : regardez ses yeux, son regard se croise avec le vôtre, il y a en quelque sorte un lien sympathique qui se crée, il s'attache à vous, il vous suit dans tous vos mouvements comme une aiguille aimantée suit l'aimant qui l'attire. — Si vous tournez la tête, il tourne avec vous pour ne pas quitter vos regards, si vous mettez vos mains comme un écran devant vos yeux, il les abaisse avec une énergie invraisemblable pour ressaisir votre regard dont il vient d'être privé. Et remarquez ceci : — c'est que votre propre regard devient pour lui une nécessité, un besoin, un appui qui le soutient et le maintient dans l'état artificiel où il a été placé. Cela est si vrai que si, par un artifice, vous venez à priver le sujet de cette excitation factice lumineuse qui lui a été fournie par vos yeux, il

(1) Luys, *Études sur le dédoublement des opérations cérébrales.* Journal l'*Encéphale,* 1888.

devient chancelant, hésitant, il ne peut plus se tenir debout et tombe comme foudroyé à vos pieds. — Au point de vue de l'évolution des phénomènes hypnotiques, il est simplement retombé dans la phase de léthargie d'où il était sorti, phase dont on constate la réalité, d'une part par l'état général de résolution des muscles, et d'autre part par l'apparition de l'hyperexcitabilité musculaire de l'avant-bras.

Je dois ajouter que l'œil humain n'a pas seul le privilège de produire ces phénomènes de fascination chez les cataleptiques. — Un objet brillant quelconque, un bouton de métal, un œil en verre artificiel, un simple tube de verre, une rosette colorée en étoffe, peuvent exercer la même action fascinatrice; le sujet est ainsi tenu en arrêt, les yeux fixés sur l'objet en question, et je l'ai vu rester immobilisé sur place pendant dix à quinze minutes. — Pour faire disparaître cette fixation du regard, il suffit, comme vous le voyez, de prendre, comme on le dit en style courant, le regard, et de le lancer au plafond — c'est-à-dire de substituer vos doigts à votre regard — de faire que le sujet fixe son regard sur vos doigts et alors de diriger vos doigts en haut. — Le sujet les suit et reste immobilisé sur place, les yeux fixés au plafond.

ACTION DES AIMANTS ET DES MÉTAUX

Les sujets hypnotisés, en état cataleptique, sont susceptibles de présenter, soit à l'action de l'aimant, soit à l'action d'autres métaux une réceptivité toute spéciale, en vertu de laquelle on voit apparaître des phénomènes d'attraction ou de répulsion, des contractures, et des actions de transfert, d'états nerveux divers, d'un côté à l'autre.

On peut dire, comme théorème de début, que les aimants et certains métaux ont la propriété de déterminer chez des sujets hypnotisés des actions attractives et répulsives à distance, analogues à celles d'un barreau aimanté sur l'aiguille de la boussole, et que ces actions diverses s'exercent à des distances variables, sous des formes infinitésimales, à quatre, à huit et quinze mètres de distance.

Dans les expériences dont j'espère pouvoir vous rendre témoins, j'emploierai trois espèces d'aimants : — d'abord un petit barreau aimanté, long de cinq centimètres, que je maintiens immobile, dans un tube de verre, en le fixant au centre d'un bouchon ; ce tube de verre, pour éviter les radiations lumineuses qui émanent de sa surface et qui sont susceptibles de déterminer des contractures, est recouvert d'un papier noirci. Le petit barreau d'aimant est susceptible de faire équilibre à un poids de 3 grammes.

Des barreaux d'acier aimantés, rectilignes, d'une longueur de 20 centimètres, et pouvant supporter au pôle nord en moyenne 322 grammes et au pôle sud 232 grammes.

De gros aimants à cinq branches, en fer à cheval, dont la puissance est beaucoup plus considérable.

Sur des sujets offrant les phénomènes du grand hypnotisme, sur Gabrielle, sur Esther, sur Marguerite, et même sur des sujets ne présentant que les phénomènes de la fascination, j'ai pu avec quelques variantes réaliser les expériences suivantes :

Je les mets donc en état léthargique, et l'un des avant-bras étant en supination, en ayant eu soin de mettre un écran devant les yeux du sujet, je place un des pôles du petit aimant à cinq centimètres environ de la peau de l'avant-bras. — Au bout de trois ou quatre secondes, de légères contractions se font voir dans les muscles, et en prolongeant l'action, la totalité des muscles de l'avant-bras se contracte sur le bras. — La contraction étant ainsi faite, je la détruis en agissant avec le même aimant sur les antagonistes, à la même distance de cinq centimètres environ; on voit donc ici une vérification de la loi posée par M. Dumontpallier : « L'agent qui fait, défait » (1).

Poursuivant l'expérience, je laisse toujours l'écran devant les yeux du sujet et l'avant-bras est placé en supination. — Je me place alors à une distance de neuf mètres, en dirigeant le pôle de l'aimant sur cette région, et au bout d'un temps relativement très court, quatre à cinq secondes, un aide placé à côté du sujet me fait signe que l'action est produite et que l'avant-bras est contracturé.

J'ai vu certains métaux, l'or, l'argent, le fer non aimanté, produire des effets similaires, et chez des sujets très sensibles déterminer chacun des contractures spécifiques à une distance de huit à dix mètres et avec cette particularité des plus remarquables que chaque métal, or, argent, cuivre, fer, détermine isolément des contractions propres, spécifiques, qui ne peuvent être détruites que par l'agent métallique qui les a spécifiquement déterminées, — si bien par exemple que l'or produit certaines contractures que seul il peut détruire en agissant sur les muscles antagonistes, l'argent ni le fer n'ayant aucune action décontracturante.

Ce sont là évidemment des phénomènes nouveaux, obscurs, délicats à produire et qui varient suivant les aptitudes de réceptivité propres du sujet. — Je ne fais actuellement que vous en signaler les principaux

(1) Dumontpallier et Magnin. (Note à l'Académie des sciences. Mars 1882).

points, laissant à des expérimentateurs futurs le soin d'en déterminer les lois.

Il résulte néanmoins de ces faits des révélations spéciales qui démontrent que les métaux en général semblent avoir, comme le fer aimanté, une sorte de radiation spécifique, et que cette radiation s'exerce à une distance plus ou moins considérable en déterminant des réactions somatiques, des contractures douées pareillement de caractères spécifiques. — Vous verrez quel parti nous pourrons tirer de ces phénomènes mystérieux, comme tentative d'une explication rationnelle et physiologique de l'action des corps à distance, dans l'évocation des émotions chez les hypnotiques.

Je ne quitterai pas ce sujet sans vous montrer des exemples de l'action d'un petit aimant agissant à distance sur un sujet hypnotisé. — Voici en effet des photographies qui vous montrent un sujet en période léthargique. — Un aimant renfermé dans un tube de verre noirci est présenté au côté gauche de sa face et vous voyez que toute cette face est prise de contractures violentes, produisant une distorsion très accentuée (Pl. V, fig. 3). Le même aimant, présenté au niveau des avant-bras et des bras, est également susceptible de déterminer des contractures sur les muscles qui sont en regard de lui.

Avec les barreaux rectilignes on obtient des effets plus marqués et plus rapides, le sujet est *aimanté* plus à fond et plus rapidement. — Ainsi, je le mets en léthargie, je place devant sa figure un écran, et je dispose à distance le pôle d'un aimant, le pôle sud par exemple. Au bout de quelques secondes, il passe à l'état cataleptique, il ouvre les yeux tout grands, il se lève alors silencieusement de son siège, et si l'aimant est tenu à quelque distance, on le voit se dresser lentement, comme s'il était mu par des ressorts cachés, et s'avancer à pas comptés dans sa direction. Il en est toujours ainsi, pourvu que le pôle qui le dirige soit placé devant lui en droite ligne ; si vous le mettez transversalement en croix, le sujet, au lieu de s'avancer alors d'une façon rectiligne, décrit une petite conversion à droite pour se trouver directement dans l'axe du courant magnétique qui suscite son attraction.

Une fois le sujet mis en mouvement, on peut encore assister à la curieuse expérience suivante : — un aide prend alors un autre barreau rectiligne, de même force, le place derrière le dos du sujet en ayant soin de présenter le pôle de nom contraire, et alors que voit-on se passer ? — le sujet, placé entre deux forces opposées, demeure immobile et cesse de progresser, et alors si on supprime le premier aimant, on le laisse sous l'action de l'aimant postérieur qui l'attire en arrière et le pousse à s'asseoir de nouveau à l'endroit qu'il vient de quitter.

Ce sont encore là des phénomènes de physique générale qui se manifestent sur des êtres organisés, placés, il est vrai, dans des conditions spéciales de réceptivité, et qui démontrent encore d'une façon significative que les fluides impondérables, qui produisent des effets dynamiques si surprenants dans le monde inorganique, sont aussi susceptibles de déterminer des phénomènes similaires sur l'être vivant, de véritables *aimantations* du corps humain et à proprement parler des courants de magnétisme animal.

L'emploi des gros aimants à cinq branches est susceptible de déterminer des manifestations de même ordre, et même des phénomènes doués de caractères variés, et d'un intérêt encore très saisissant, pourvu que le sujet ait déjà subi une aimantation préalable.

Ainsi, un sujet sensitif étant mis en léthargie, si on place près de lui, à peu de distance, un aimant à cinq branches, aucune réaction apparente ne se produit tout d'abord, mais il se passe ici un phénomène curieux : — le sujet s'aimante silencieusement, il se charge d'influence magnétique, comme une bouteille de Leyde ; en effet, si on enlève inopinément cet aimant et qu'on aille le porter dans une chambre voisine, en ayant bien soin de le cacher sous plusieurs couvertures, le sujet, dis-je, qui a été aimanté et qui est passé à l'état cataleptique, conserve les traces de cet influx magnétique avec une ténacité dont nous n'avons pas d'idée. — Il ouvre alors grandement les yeux, il se lève silencieusement et, pas à pas, se dirige sans se tromper vers l'endroit où est placé l'aimant. — Il suit alors la piste avec une précision certaine : si on met des obstacles devant lui, si on s'interpose, il vous rejette de côté avec une force dont on n'a pas d'idée, — si on ferme une porte, il l'ébranle avec violence, et une fois dans la chambre où l'aimant a été placé, il se dirige comme un trait dans sa direction et rejette avec véhémence les couvertures qui masquent l'aimant ; une fois qu'il l'a découvert, ou bien il reste en contemplation muette devant ses pôles qui lui présentent peut-être quelque lueur lumineuse inaperçue pour nous, ou bien il applique sa main sur ces pôles et la maintient appliquée avec une sorte de satisfaction profonde. — J'ai vu aussi des sujets rester plusieurs instants fixes et immobiles, agglutinés en quelque sorte sur les pôles d'un aimant, mais la plupart du temps le contact prolongé de cet aimant détermine des contractures dans les bras, celles-ci se généralisent, et on voit les sujets tomber, renversés à terre, en période de léthargie.

Ces expériences faites avec les gros aimants paraissent fatiguer beaucoup les sujets et amener un état d'épuisement nerveux dont ils ressentent le contre-coup une fois qu'ils sont éveillés.

Du transfert. — Enfin, dans le même ordre d'idées, je vous parlerai encore de certaines expériences de transfert dont vous pourrez lire dans les différents auteurs les récits détaillés, et que je me contente de rappeler seulement ici à votre mémoire.

Voici comment on opère pour les déterminer : — le sujet étant en catalepsie, assis dans un fauteuil, on lève un bras et on le laisse levé ; on place à côté de lui un fort aimant (Pl. V, fig. 4). L'action de cet aimant se faisant sentir au bout de quelques secondes, on voit peu à peu ce bras s'abaisser d'une façon lente et progressive, en même temps que le bras du côté opposé commence à se relever insensiblement et, au bout de quelques minutes, à prendre l'attitude qu'avait son congénère. Une fois ce phénomène produit, l'action de l'aimant continuant à agir, le même phénomène se répète en sens inverse, le bras élevé s'abaisse peu à peu, l'autre se relève ; et c'est ainsi qu'une véritable série de mouvements alternatifs se produit d'elle-même et se poursuit automatiquement, tant qu'on laisse dans sa position l'aimant qui a provoqué le mouvement initial ; c'est là un phénomène de transfert d'une attitude. — C'est en vertu du même mécanisme de l'action des aimants d'un côté à l'autre du corps que, dans le domaine des phénomènes pathologiques, on peut solliciter le transfert soit d'un phénomène d'anesthésie cutanée, soit d'un phénomène de contracture musculaire, et amener ainsi de véritables guérisons par déplacement d'une monoplégie ou même de troubles anesthésiques unilatéraux.

DIAGNOSTIC

D'après ce que nous avons vu jusqu'ici, je vous ai montré que l'état cataleptique présentait, dans les phénomènes de la plasticité musculaire, dans l'aspect de la physionomie, dans la suractivité des régions émotives et des régions visuelles corticales, des caractères objectifs très nets et très précis, qui constituent un ensemble de symptômes parfaitement déterminés. Mais, dans cet état spécial, comme dans tout ce qui touche à l'hypnotisme, il est bon de se tenir en garde contre la supercherie de certains sujets, et on ne saurait trop louer ceux qui, à l'exemple de M. Charcot, se sont évertués à rechercher des caractères objectifs inimitables et indiscutables qui permettent d'affirmer la réalité des phénomènes observés (1).

C'est en étudiant l'état de la contraction musculaire en fonction des mouvements respiratoires chez les sujets cataleptiques, à l'aide de tracés graphiques simultanés, que M. Charcot est arrivé à démontrer que, chez le véritable cataleptique, la ligne indiquant la contraction musculaire s'abaisse uniformément et que celle des mouvements de la respiration est aussi régulière. — Chez l'homme au contraire qui simule la contraction cataleptique et dont on prend en même temps le tracé des mouvements respira-

(1) Charcot, *Leçons sur les maladies du système nerveux*, t. III.

toires, on constate inversement que la ligne qui exprime l'état de la fibre musculaire est saccadée dans son mouvement de descente, et que celle qui correspond aux mouvements respiratoires est irrégulière dans sa courbe et dénote une série d'efforts successifs.

L'état cataleptique franc que nous avons décrit appartient au grand hypnotisme, mais, il faut bien le dire, il y a un grand nombre d'états intermédiaires que l'on rencontre dans le petit hypnotisme, chez les sujets fascinés, et qui ne sont qu'un mélange de somnambulisme et de catalepsie (Pl. I, fig. 1).

Ainsi le sujet cataleptique entend et répond comme le sujet somnambulique ; il est bon seulement de savoir que ces états existent, qu'ils sont très fréquents, qu'ils constituent la majeure partie des formes primitives de l'hypnose chez les sujets incomplètement entraînés et qui ne sont pas encore descendus dans les régions profondes de la léthargie complète.

Il est encore un signe diagnostic auquel on pourrait avoir recours pour reconnaître que l'on a bien affaire à un cas de sincère catalepsie : c'est l'examen ophtalmologique du fond de l'œil. — Il résulte, en effet, de recherches récentes que nous avons faites en commun avec le docteur Bacchi, que, dans l'état cataleptique, l'état de la papille est très nettement vascularisé et beaucoup plus rouge qu'à l'état normal, et que le calibre des veines et des artères est en même temps plus volumineux. — Cet état persiste pendant tout le temps qu'on maintient le sujet en période de catalepsie (1). On comprend toute

(1) Luys et Bacchi, *De l'examen ophtalmologique du fond de l'œil chez les sujets en état d'hypnotisme*. Communication à la Société de Biologie, 1889.

l'importance que ce caractère objectif indiscutable peut avoir au point de vue médico-légal, pour reconnaître si on a nettement affaire à un sujet en période de catalepsie ou de fascination.

PARTIE EXPÉRIMENTALE

HÉMI-LÉTHARGIE, HÉMI-CATALEPSIE

Je vais aujourd'hui vous présenter de nouveau la nommée Théo. Elle présente les phénomènes du grand hypnotisme avec une très grande exactitude. Elle a des zônes hystérogènes, le lobule de l'oreille, le mamelon des seins qu'il suffit de toucher légèrement pour la faire tomber en léthargie. — Elle est de plus très nettement dédoublée, ainsi que vous allez le voir.

Vous la voyez arriver devant vous en parfaite lucidité, elle parle avec netteté et a pleinement conscience de ses actes.— Vous voyez, je la fais asseoir et, tout en parlant, je lui serre doucement le lobule de l'oreille gauche; incontinent, elle tombe devant vous en résolution complète avec anesthésie totale des téguments et perte absolue de la conscience du milieu ambiant. Elle est, dans cet état, soudainement frappée d'abandon de toute sa personne, en pleine léthargie.

Vous voyez, en interrogeant la sensibilité des avant-bras, que, si la sensibilité a disparu des téguments, une autre force s'est révélée avec des caractères d'une intensité extrême : c'est l'hyperexcitabilité neuro-musculaire. — Je vais vous montrer que ce sujet est très nettement dédoublé et que, d'un côté, on peut le placer en catalepsie, et de l'autre côté le laisser en léthargie. Il suffit pour cela d'ouvrir l'œil droit seul, et vous voyez, en raison du mécanisme intime dont je vous ai parlé à la dernière séance, le bras droit demeure en catalepsie tandis que le bras gauche, dont le lobe correspondant n'a pas été éclairé, reste à l'état flasque en période léthargique (Pl. IV, fig. 1).

J'ouvre maintenant l'autre œil, et vous voyez ainsi que, par le seul fait de l'arrivée des vibrations lumineuses dans l'autre lobe cérébral, le côté gauche du sujet se met à l'unisson de son congénère et passe nettement à l'état cataleptique.

Cet état cataleptique franc présente une série de phénomènes dont je vous ai déjà parlé et dont je vais vous faire la démonstration. — Ainsi, on peut donner au sujet une série d'attitudes variées, et vous allez voir combien les membres sont dociles, malléables et aptes à rester dans les positions qu'on leur donne. — Je prends les bras de Théo, je les étends : ils obéissent sans résistance et peuvent ainsi rester dans cette attitude jusqu'à une époque variable d'épuisement musculaire (20 à 25 minutes). — Je la mets maintenant à genoux en lui joignant les mains dans l'attitude de la prière : vous voyez qu'elle s'adapte parfaitement à cette situation et que des émotions appropriées se développent en elle ; sa figure regarde le ciel, ses yeux sont fixes dans la même direction ; ses lèvres marmottent silencieusement quelques paroles d'une prière habituelle, et l'ensemble de sa personne présente une expression extatique des mieux caractérisées (Comparez avec Pl. V, fig. 1 et 2).

Maintenant je la relève, j'étends son bras droit, je ferme sa main dans l'attitude d'une personne qui montre le poing à un ennemi imaginaire, et vous voyez la figure s'accommoder à la situation nouvelle et devenir menaçante, l'autre main se contractant à son tour (Pl. IV, fig. 4).

Dans une autre gamme de sentiments, je prends sa main droite, je la mets devant ses lèvres, je lui fais faire le mouvement d'envoyer un baiser à distance, et vous voyez qu'incontinent sa figure s'éclaircit, ses traits se dilatent, sa physionomie devient souriante, et elle envoie ainsi une série de baisers à un être imaginaire (Pl. IV, fig. 2).

Ce sont là des attitudes statiques; vous allez voir qu'on peut développer des mouvements dynamiques chez ces sujets rien que par la vision. — Avec mes deux mains, je décris devant elle des moulinets : quelque soit le mouvement que j'opère avec mon bras, ma main, ma jambe, elles les répète automatiquement. — Bien plus, vous voyez ce crochet et cette pelote de fil, il suffit que je mette l'un et l'autre dans la main appropriée pour qu'immédiatement elle se mette à travailler d'une façon machinale, sans la moindre observation de sa part, sans la moindre mauvaise volonté, comme une véritable machine à coudre mue par un moteur quelconque, et vous remarquerez que, dans toute cette série d'opérations, le sujet ne profère aucune parole ; Théo est complètement sourde des deux côtés ; elle ne récupère l'audition qu'en période de somnambulisme.

Voyons maintenant ce qui se passe pour les émotions : je lui présente cette petite boule bleue que vous connaissez déjà ; voyez la répulsion immédiate que cette couleur détermine. Elle se jette en arrière dans l'attitude de l'effroi, sa physionomie devient menaçante et elle veut se précipiter sur la petite boule pour la briser, comme elle a déjà fait dans une précédente expérience (Comparez avec Pl. III, fig. 1 et 2).

Je présente maintenant cette petite boule jaune ; c'est tout un autre tableau ; elle est attirée par l'éclat brillant, elle regarde cette boule avec plaisir, sa figure est épanouie, gaie, et bien plus, vous allez voir ce phénomène étrange se développer, c'est-à-dire la joie s'épanouir en raison directe des surfaces réfléchissantes. — Je lui présente en effet cette grosse boule du volume d'un petit melon, voyez alors comme les manifestations sont beaucoup plus expansives ; — elle s'empare de cette grosse boule avec un plaisir extrême, elle la fait tourner, et le saisissement la faisant passer en somnambulisme, elle parle, elle répond et témoigne par ses paroles des émotions qui la traversent. — Ainsi vous remarquerez ce phénomène étrange qui est d'un très haut intérêt au point de vue psychologique. Elle est actuellement en période somnambulique, elle voit, elle entend, elle parle ; elle paraît être en pleine lucidité, et remarquez alors toutes les perturbations qui sont survenues dans son esprit. — Ainsi elle a complètement perdu les notions optiques acquises par l'habitude, relativement à la réflexion des rayons lumineux sur une surface brillante. A ce point de vue là, elle est redevenue complètement enfant, elle voit les figures des personnes ambiantes réfléchies sur la surface de cette boule, et, comme une enfant qui en présence d'une image réfléchie sur un miroir croit à l'existence d'une personne réelle derrière, elle cogne sur ce miroir pour l'appeler. Chez Théo, comme chez la plupart des sujets hypnotiques placés dans les mêmes conditions, c'est la même illusion d'optique qui se reproduit, c'est le même oubli des connaissances acquises; et, c'est en raison de ce même mécanisme, qu'en tenant cette boule et en voyant les personnes ambiantes réfléchies sur sa surface, elle croit que ces personnes sont incluses dans la boule. Elle cogne alors avec son doigt sur la boule et demande itérativement qu'on lui ouvre la porte pour y entrer.

Cet objet brillant exerce donc sur le sujet une influence puissante qui le maintient comme un véritable support en période de somnambulisme pendant un temps plus ou moins prolongé. — Cette action rayonnante qui va du corps brillant à l'hypnotisé et qui le maintient ainsi, est démontrée par l'expérience suivante qui consiste à interposer soudainement un écran entre le corps brillant et le sujet. C'est ce que je fais devant vous.—Vous le voyez, j'interpose un écran en bois noir, j'interromps l'action radiante du corps brillant, et le sujet, comme le morceau de fer doux d'un électro-aimant qui cesse de recevoir le passage d'un courant, tombe à terre.

Théo, ainsi privée des incitations qui la soutenaient, revient immédiatement en léthargie. Elle tombe à terre foudroyée instantanément en quelque sorte, et vous pouvez reconnaître qu'il s'agit bien là d'un véritable état léthargique en constatant, d'une part la résolution générale des membres avec l'abolition complète de la conscience, et d'autre part l'hyperexcitabilité musculaire développée dans les avant-bras.

Je fais arriver Théo dans la période de réveil par les procédés usuels, en la faisant successivement passer en période de catalepsie et de somnambulisme. Je lui souffle légèrement sur les yeux ; — elle se frotte les paupières, le réveil est complet et vous voyez que, si je lui demande ce qui s'est passé, — elle répond qu'elle n'en sait rien et dit même avec le plus grand sang-froid qu'elle ne vient que d'arriver et qu'elle n'a pas dormi.

Je vais vous présenter maintenant un sujet qui offre ainsi que le sujet précédent une grande netteté dans la démonstration des principaux phénomènes hypnotiques dont je tiens à vous faire l'exhibition. — Esther est en ce moment libre, elle n'est pas à l'hôpital ; elle a été guérie d'attaques hystéro-épileptiques très fréquentes et très intenses qui l'ont tourmentée pendant près de six ans. —Le sommeil hypnotique a été pour beaucoup dans ces résultats obtenus ; seulement, elle en a contracté l'habitude de l'hypnose, et, une ou deux fois par semaine, pour maintenir sa guérison — quand elle est atteinte de céphalalgie, quand elle se sent excitée et inquiète, elle vient de nouveau réclamer nos soins et se faire hypnotiser.

Vous la voyez arriver, elle est gaie, alerte, et paraît parfaitement normale ; je la fais asseoir sur ce fauteuil et il suffit de pratiquer sur elle une légère pression avec les doigts sur ses globes oculaires pour la voir presque instantanément, en deux ou trois secondes, perdre la connaissance du monde extérieur et tomber comme vous la voyez en léthargie profonde.

Je répète sur elle les expériences dont vous avez été précédemment témoins au sujet du développement simultané de l'hémi-léthargie et de l'hémi-catalepsie. Puis, je lui donne, comme vous le voyez, une série d'attitudes gracieuses, stables, qui seraient une bonne fortune pour un peintre ou un sculpteur, car il pourrait avec un pareil sujet saisir et reproduire les impressions les plus diverses de l'émotivité humaine. — C'est ainsi qu'Esther devient menaçante ou tendre suivant que je lui ferme le poing ou que je pose délicatement ses doigts sur ses lèvres (Pl. IV, fig. 2, et 4.)

Je lui présente maintenant une collection de dessins représentant des jeunes enfants larmoyants ; ses regards se fixent sur ces physionomies et vous voyez que lentement l'émotion chemine dans les régions sensitives ; sa figure prend une expression de tristesse, et si on prolonge la durée de la vision, les yeux deviennent humides, de véritables larmes coulent sur les joues en même temps que la respiration devient suspirieuse. — Inversement, si je prends une série de dessins représentant des enfants souriants, sa figure change du tout au tout, vous la voyez; elle fixe avec attention ces dessins, elle s'en imprègne et peu à peu ses traits s'épanouissent ; elle exquisse un sourire, et, pour peu que l'expérience se prolonge, elle rit franchement.

Si je reprends maintenant avec elle l'expérience des boules colorées nous allons voir les mêmes phénomènes se reproduire. — Ainsi, la boule bleue développe une aversion profonde, un sentiment d'effroi, et une tendance à s'enfuir. La boule jaune au contraire l'attire, la fait sourire, et elle cherche à la prendre avec ses mains. La grande boule jaune produit les mêmes phénomènes que nous avons vus précédemment chez Théo. Elle la contemple avec plaisir, la fait tourner entre ses mains, elle exprime sa satisfaction de voir les images des personnes ambiantes réfléchies à la surface et, comme Théo, elle a les mêmes illusions d'optique ; elle cogne avec son doigt sur la boule en demandant qu'on lui ouvre la porte pour y entrer. L'action étincelante de la boule jaune la fait aussi passer en somnambulisme.

Je vous ai déjà parlé de la prise du regard ; Esther présente ce phénomène avec une très grande intensité.

Je prends comme vous voyez son regard en mettant deux doigts de ma main devant ses yeux et je les dirige sur mes yeux. — Il y a alors une action attractive qui s'exerce entre moi et elle, comme tout à l'heure avec Théo. Vous avez vu l'action de la grosse boule jaune s'exercer sur elle et la maintenir en état de somnambulisme : Esther étant ainsi fascinée, elle suit automatiquement mes yeux, quelle que soit leur direction.—Si j'arrive à tourner la tête, elle s'incline immédiatement dans la même direction ; si je mets mes mains devant mes yeux pour arrêter l'action rayonnante du regard, voyez avec quelle énergie avec quelle violence elle se saisit de mes mains pour les abaisser. — Si j'abaisse mes paupières, même ardeur pour les relever et récupérer les vibrations lumineuses du regard dont elle est assoiffée. — Si je marche, elle me suit, et elle me suivra ainsi les yeux dans les yeux même pendant un long chemin.

Cette aptitude à produire la captation du regard n'est pas spéciale à l'hypnotiseur, ni à moi en particulier. Une personne quelconque parmi vous, Messieurs, peut produire les mêmes effets ; il en est de même d'un objet brillant : un bouton métallique, une fleur colorée, sur laquelle on attirerait le regard du sujet hypnotisé suffirait à le maintenir immobile pendant un temps indéterminé. — Mais retenez bien ce fait : il y a là un phénomène étrange sur lequel nous n'avons encore aucune donnée précise, c'est que, entre l'objet brillant qui fascine et l'œil de l'hypnotique fasciné, il y a un lien sympathique, il y a des courants d'une nature spéciale qui vont de l'un à l'autre et qui, comme un courant électro-magnétique, soutiennent l'hypnotisé dans l'état où il est. — La preuve en est que, si on vient à l'interrompre à l'aide d'un écran interposé entre l'un et l'autre, ce courant sympathique est *ipso facto* interrompu, et le sujet, qui n'est plus soutenu, retombe immédiatement en période léthargique. — C'est ce que je vous fais voir ici pour Esther et que vous avez pu précédemment constater chez Théo.

Maintenant, avant de finir, je tiens à vous montrer deux malades de mon service qui ont, comme vous le voyez, tiré quelque profit de leur passage dans nos salles.

L'une est cette jeune fille entrée paraplégique, il y a deux mois, à la Charité, après avoir été traitée dans différents hôpitaux de Paris par tous les remèdes usités en pareil cas, sans avoir éprouvé la moindre amélioration. Vous la voyez maintenant complètement rétablie. Elle marche, elle court, et va nous quitter complètement guérie.

L'autre est une jeune fille hypnotisable atteinte d'une carie douloureuse de deux molaires. — On l'a conduite hypnotisée à la salle clinique dentaire de l'hôpital. On lui a fait ouvrir la bouche par imitation cataleptique, et l'opérateur n'a eu littéralement qu'à cueillir avec son instrument les deux dents douloureuses. — Le sujet n'a ressenti aucune douleur, et a été fort étonné au réveil de se sentir débarrassé de ses deux molaires.

Vous voyez, Messieurs, que l'hypnotisme peut avoir dans la pratique quelques applications courantes d'un heureux effet. Je vous montre ces cas intéressants, pour fixer dès le début de nos études votre opinion sur ce point. Je me propose de traiter plus loin cette question de thérapeutique hypnotique avec tous les détails qu'elle comporte pour le moment, et de vous montrer les applications fécondes que cette nouvelle méhode de traitement est susceptible de présenter.

TROISIÈME LEÇON

DU SOMNAMBULISME

(Schéma, Pl. 1, fig. 1)

SOMMAIRE

DU SOMNAMBULISME. — Caractères généraux de l'état somnambulique. — *Symptomatologie* : A. Somnambulisme avec les yeux ouverts. — Procédés pour produire le somnambulisme :

1° Troubles psychiques ; dissociation des facultés perceptives ; changement de personnalité ; crédivité ; exaltation de la mémoire et de l'imagination.

2° Troubles somatiques ; anesthésies ; hyperexcitabilité et contractures superficielles des muscles ; examen ophtalmoscopique du fond de l'œil.

MARCHE. DURÉE. DIAGNOSTIC.

B. Somnambulisme les yeux fermés ; — du somnambulisme spontané; — hémi-léthargie ; hémi-somnambulisme ; — hémi-léthargie ; hémi-veille. — Le lobe cérébral droit paraît concourir comme le lobe gauche à la faculté du langage et de l'écriture.

Expériences : Suggestions expérimentales à faire un faux témoignage et à commettre un crime. — Tentative d'empoisonnement. — Exemple d'hyperacuité visuelle. — Action du haschisch contenu dans un tube de verre, et modifiant l'intensité du chant du sujet à distance.

MESSIEURS,

Vous avez vu, dans les précédentes conférences, le sujet en période de léthargie devenu subitement inerte et abîmé dans le néant de son être ; — puis, dans la période de catalepsie, vous l'avez vu prendre un peu de vie et donner quelques signes de récupération de son activité mentale. Dans ces deux états qui se sont déroulés devant vos yeux, vous n'avez constaté que des phénomènes silencieux qui se sont manifestés comme les mouvements d'un appareil mécanique, fonctionnant en silence par le glissement régulier de toutes ses pièces ; — dans ces deux états c'est le silence, c'est l'activité tranquille et muette qui domine la scène, — le sujet n'entend pas, il ne perçoit pas les sons phonétiques, et par conséquent il ne réagit pas, il est muet parce qu'il est sourd.

Dans la phase nouvelle dont nous allons aborder l'étude sous le nom de *somnambulisme* c'est tout une autre série de phénomènes que nous allons voir se dérouler devant nous.

C'est la vie, du moins la vie apparente, s'exprimant par la parole, qui se manifeste alors. C'est la vie avec la mémoire, avec une certaine dose d'imagination qui entre automatiquement en jeu, et qui donne au somnambulique lucide un aspect insolite et véritablement surprenant. — Le sujet, en effet, les yeux éveillés, la parole sur les lèvres, le geste en action, représente à s'y méprendre les apparences de l'individu normal ; c'était la statue muette, immobile tout à l'heure : actuellement c'est encore la même statue qui s'anime, qui se meut, qui parle et parait être en conflit naturel avec le milieu ambiant (Comparer Pl. IX, fig. 1 avec la fig. 2 et fig. 3 avec la fig. 4).

Vous allez donc voir apparaître devant vous, à l'aide d'une modification infinitésimale provoquée empiriquement, dans certaines régions de l'encéphale, des états psychiques tout nouveaux, méconnus la plupart du temps des personnes étrangères à cet ordre d'études, et qui donnent si bien le change sur l'état mental des sujets en expérience.

Je vous parlerai plus tard des conséquences médico-légales que cet état peut entraîner (1) au point de vue de l'appréciation de la responsabilité afférente à certains sujets en période de somnambulisme lucide; on les considère volontiers comme coupables d'actes délictueux ou criminels, alors que ces actes ont été inconsciemment accomplis en période de somnambulisme lucide.

Cette phase étrange de l'hypnotisme, si caractéristique, se distingue des précédentes en ce sens qu'elle présente cette particularité toute spéciale de se prêter à la reproduction artificielle d'un grand nombre de phénomènes appartenant à la pathologie mentale. — C'est un terrain tout préparé, et vous allez voir que, chez les sujets somnambuliques, on peut successivement faire surgir des hallucinations, des illusions sensorielles et viscérales, — des conceptions délirantes appropriées qui peuvent même persister quelquefois à l'état de veille, — des délires orientés dans telle ou telle direction, au gré de l'expérimentateur, et vous verrez que toute cette série d'actes morbides, si fréquemment observés dans le domaine de la pathologie mentale sous le nom d'actes impulsifs, d'impulsions irrésistibles, se trouve reproduite artificiellement dans la période som-

(1) Je crois que c'est dans cette direction qu'il faut chercher l'explication physiologique de ces phénomènes étranges dont le docteur Azam nous a tracé un si frappant tableau, dans l'histoire de cette malade Felida qu'il a observée avec tant de soin et de perspicacité. — Je serais porté à ne voir sous cette forme de dédoublement de la personnalité et d'amnésie périodique qu'un processus de somnambulisme spontané à accès périodiques. — L'indépendance complète des deux états psychiques se succèdant l'un à l'autre, sans empiètement, présente un tableau fidèle de ce que nous voyons tous les jours chez nos somnambuliques, qui ne conservent aucun souvenir de leurs différentes conditions mentales. Azam, *Hypnotisme et double Conscience*. Paris, 1881.

nambulique de l'hypnotisme, sous forme de suggestions instantanées ou à échéances.

Je tiens à vous donner un exemple d'une conception délirante suggérée expérimentalement dans l'esprit d'un sujet prédisposé.

Ainsi Théo que je vous ai déjà présentée avait été placée en période de somnambulisme il y a quelques mois; je lui suggérai alors l'idée qu'elle assistait à une scène d'assassinat, et que le docteur X en était l'auteur.

Cette scène, qui avait été ainsi imprimée dans son cerveau en période de réceptivité toute spéciale, ne s'éteignit point au réveil. — Théo était redevenue lucide et consciente pour toutes les choses de la vie ambiante, mais, au milieu de son existence nomade, elle continuait à voir dans M. X l'assassin dont la physionomie l'avait frappée dans la période somnambulique. — Elle délirait sur ce point fixe et me répétait sans cesse pendant près de trois semaines, avec une apparence de sincérité complète : — « Vous avez bien tort de garder près de vous M. X et il vous fera un mauvais coup. » — Et finalement, elle s'animait en parlant, et si je l'avais poussée à tirer sur lui un coup de revolver, elle l'aurait fait certainement, convaincue de tirer vengeance d'un crime perpétré par lui. — Il a fallu donc pour qu'elle abandonnât cette obsession, qui n'était que la prolongation d'un état mental artificiellement créé, la remettre dans le même état cérébral ou l'obsession avait été inculquée (1). Cette obsession fut ainsi complètement éteinte.

(1) Je cite à ce propos les faits suivants.

« Des agents en tournée de service sur le Cours-la-Reine remarquèrent, la nuit dernière, vers quatre heures, un homme de mise con-

Vous voyez donc dans cet exemple bien net un cas qui nous permet d'assister à la genèse d'une conception déli-

venable qui, étendu sur un banc, sanglotait, paraissant en proie à un profond désespoir.

« Dès qu'il eut aperçu les deux gardiens de la paix, il se leva et prit la fuite, mais il fut bientôt rejoint et conduit au poste, où il fit au commissaire la déclaration suivante :

« — Je m'appelle Auguste H... Je demeure rue de Berry. Au cours d'une discussion, j'ai frappé ma mère de deux coups de couteau. Elle est morte aussitôt! Je suis un misérable!

« Un agent fut envoyé rue de Berry où il fut reçu par Mme H... qui, mise au courant de la déclaration de son fils, dit que depuis quelque temps il avait l'esprit troublé.

« Souvent il avait des accès de folie et, prononçant des paroles incohérentes, parlait d'assassinat et de coups de couteau.

« Le mois dernier, il avait assisté à une séance d'hypnotisme où il s'était fait hypnotiser, et pendant l'expérience, on lui avait suggéré l'idée d'assassiner à coups de couteau un mannequin.

« Depuis cette époque, il est sujet à des accès et croit à chaque instant avoir tué sa mère. »

(Extrait du *Gil Blas*, 29 avril 1888.)

On trouve encore relaté dans le *Bulletin médical* de juin 1887 le fait suivant.

Les dangers de l'hypnotisme. — Il y a quelques jours, on conduisait à l'hôpital Saint-André, dans le service du professeur Pitres, un jeune homme qui, dans une crise de sommeil hypnotique, avait cherché à se suicider. Ce malade, employé à la Compagnie des chemins de fer du Midi, était un des sujets ordinaires à l'aide desquels M. Donato faisait dernièrement à Bordeaux des séances publiques d'hypnotisme. Depuis cette époque, il est sujet à des crises de sommeil spontané pendant lesquelles il accomplit des actes inconscients qui ne sont pas sans danger pour lui et pour les personnes de son entourage.

« M. Pitres s'efforce de ramener le calme dans ce cerveau malade. Après une ou deux courtes séances d'électrisation cérébrale, il a recommandé le repos intellectuel le plus absolu. Plus tard, on essayera de détruire une à une les diverses suggestions sous l'influence desquelles il paraît encore se trouver. Depuis qu'il est à l'hôpital, une amélioration sensible s'est produite dans son état.

« Cet exemple regrettable démontre les dangers des pratiques d'hypnotisation inconsidérée et non scientifique. Les sujets hypnotisés sont des malades qu'il peut être parfois utile de montrer dans une clinique à un public médical, mais qu'il n'est pas sans inconvénients d'exhiber en public et de soumettre à des expériences fréquemment répétées. »

(*Journal de médecine de Bordeaux.*)

rante fixe et indéracinable, comme toutes celles que les fous engendrent en apparence spontanément, sous forme d'une hallucination de la vue, et devant lesquelles les raisonnements d'un esprit sain échouent perpétuellement; — et cela parce qu'elles ont été conçues dans une phase anormale de l'esprit, dans l'état de sommeil, à l'état de *rêve persistant*, comme j'en ai déjà relaté plusieurs exemples, (1) ou peut-être pendant une période transitoire et fugace d'un état spontané de somnambulisme.

On voit encore ici combien ces conceptions suscitées dans un cerveau malade par ce mystérieux mécanisme sont susceptibles d'avoir des conséquences sociales de la plus haute gravité. — A un moment donné le sujet peut devenir vengeur, dénonciateur, et cela d'une façon tout à fait inconsciente, en vertu d'incitations secrètes suscitées par un hypnotiseur gardant l'anonyme.

Dans l'exemple que je viens de vous citer de Théo, j'ai pu, comme je vous l'ai dit, faire cesser cette incessante obsession en la mettant comme précédemment en somnambulisme, et en lui disant de ne plus considérer M. X comme un assassin attendu que la Cour d'assises venait de l'acquitter. — C'est ainsi que j'enlevai cette idée morbide d'une façon méthodique : au réveil je pus constater que Théo avait rendu son estime à M. X et que l'obsession qui durait depuis trois semaines avait complètement disparu.

Y a-t-il dans ce fait le germe de la guérison possible de certaines conceptions délirantes, de certaines obsessions persistantes ? — C'est un secret que l'avenir nous

(1) Luys. *Des rêves persistants à l'état de veille au point de vüe de la généalogie de certains délires.* — *Le Cerveau et ses fonctions*, p. 157, 1876, Paris.

dira peut être, mais ce que nous venons de rapporter nous conduit à supposer la chose comme possible.

En résumé, le somnambulique va, vient, sent, au gré de la volonté de celui qui le dirige ; il ressent ce qu'on veut qu'il ressente, il agit dans le sens qu'on lui impose. Il raisonne avec des idées fausses qu'on implante dans son esprit et qu'il accepte avec une passivité complète ; il se place en un mot dans le milieu qu'on lui impose.

Incapable de réaction personnelle, au point de vue de la stricte définition légale, il est instantanément transformé en un véritable *aliéné*, complètement étranger au milieu ambiant et inconscient de ses actions.

SYMPTOMATOLOGIE

Dans l'ordre naturel des choses que nous exposons, et en suivant les étapes que je vous ai indiquées sur le schéma, vous voyez que l'état somnambulique est le dernier effort que fait l'organisme pour remonter à l'état de veille ; il est donc intermédiaire, dans la sériation ascendante, entre l'état cataleptique et la veille. — Si vous l'envisagez dans les périodes descendantes, il représente la période initiale de l'hypnotisme, la période primaire que ne dépassent pas la plupart des sujets, incapables de descendre dans la léthargie (les fascinés). — Dans ce cas, l'état somnambulique est dit primitif ; il est dit secondaire lorsqu'il succède à l'état cataleptique.

PROCÉDÉS POUR PRODUIRE LE SOMNAMBULISME.

Dans la sériation naturelle, le sujet étant en catalepsie, on le fait empiriquement passer en période de somnambulisme par un attouchement léger, soit sur la région frontale, soit sur la région supérieure de la tête. — Il se passe alors un réflexe insconscient en vertu des liens sympathiques qui unissent la circulation du cuir chevelu à celle des régions sous-jacentes du cerveau. Et alors, une modification circulatoire infinitésimale, inconnue, se développe, et on voit le sujet inopinément se frottant les yeux, ayant l'air de sortir d'un profond sommeil, ouvrir les yeux et se mettre à parler soit spontanément, soit par incitation. — L'état somnambulique est ainsi produit.

A. — *Somnambulisme avec les yeux ouverts*

Une fois mis en période de somnambulisme, le sujet se présente avec les yeux ouverts, la figure naturelle ; il paraît être en pleine possession de lui-même. — Il vous entend, il vous répond avec netteté et précision, et, en un mot, il a toutes les allures d'une personne normale ; vous pouvez en juger par les photographies ci-jointes, qui représentent la physionomie de deux sujets, prise au même moment, à l'état normal et en période de somnambulisme lucide ; et vous pouvez vous convaincre ainsi de la similitude complète des deux images représentant le même sujet à l'état conscient et à l'état inconscient (Planches IX, fig. 1 et 2, et fig. 3 et 4).

I. — TROUBLES PSYCHIQUES

Une fois donc en cet état nouveau, le sujet qui renaît réellement à l'activité physiologique éprouve le besoin de dépenser en quelque sorte ses réserves d'activité nerveuse ; — suivant sa nature, il est loquace ou réservé, il parle, il exprime ses sentiments, et pour peu qu'on lui indique une direction, il suit le point de départ donné et modifie ce point de départ suivant d'anciennes habitudes.

Ainsi, chez un même sujet, à ce moment, certaines impressions associées réapparaissent avec une grande intensité ; Esther, à laquelle on avait inculqué l'idée, dès le début des hypnotisations, qu'elle était à Longjumeau, à la campagne, dans un grand jardin, etc., au bord d'une rivière, — déroule volontiers ces mêmes impressions associées toutes les fois qu'on la met en somnambulisme ; — elle exulte d'être dans la campagne, elle chante, elle est contente, elle veut cueillir des fleurs qu'elle voit, dont elle respire le parfum, elle voit la même rivière et veut s'y baigner. — C'est un véritable délire avec illusions et hallucinations que l'on peut ainsi susciter artificiellement chez elle.

Crédivité. — Si, au lieu de laisser les impressions anciennes se développer automatiquement, vous intervenez dans la direction à donner à ses pensées, vous allez constater un phénomène des plus remarquables qui appartient en propre à cet état de l'hypnotisme, — c'est la crédulité absolue du sujet en expérience, — c'est sa passivité complète, en vertu de laquelle elle a cessé de voir, de sentir, de juger, et accepte sans la moindre réflexion les paroles les plus absurdes qu'on lui suscite (1). On peut provoquer ainsi des scènes étranges, on lui dit par exemple : — tu dois avoir soif, tu dois avoir faim, voici un verre d'eau, prends-le et bois ; — vous lui touchez la main ou même, sans faire aucun signe, le sujet fait le geste de boire un verre d'eau imaginaire ; — vous lui faites encore servir un déjeuner substantiel et fictif, qu'il a commandé, et, avec conviction il apprécie devant vous les saveurs de ce repas imaginaire, etc.

Si vous poursuivez ainsi cette étude, vous allez voir se compliquer encore ces phénomènes si curieux dont je vous parle ; — vous allez constater cette extrême complaisance du sujet à croire tout ce que vous lui dites, à accepter toutes les extravagances les plus fortes. Son cerveau a acquis une plasticité telle qu'il les accepte sans réaction, sans étonnement, il s'en imbibe en quelque sorte passivement, et semble avoir ainsi perdu tout sentiment de l'absurde. — Je lui dis, par exemple : regarde-moi, j'ai un nez d'argent ; il me regarde, semble en arrêt, et au bout de quelques secondes, il acquiesce en disant : « Il est très joli et très brillant votre nez. » — Je lui dis encore : regarde ma barbe, elle est bleu de ciel, il hésite encore : « C'est d'un joli effet. » — Je lui dis : il fait bien froid aujourd'hui. — « Oui, ajoute-t-il, j'ai besoin d'avoir mon manteau fourré. » — Immédiatement je change, j'ai bien chaud ; on étouffe. — « Oui, ajoute-t-il, je vais enlever mes vêtements et me mettre en été. » — Je lui dis : il pleut. — « Oh ! répond-il, je suis tout mouillé, donne-moi un parapluie. » — J'ajoute encore :

(1) Cette forme spéciale de crédulité, arrivée à cet état d'intensité si spécial, a été qualifiée d'une dénomination particulière qui la désigne d'une façon caractéristique.

il y a là un ruisseau. — « Oh ! je dois prendre garde de me mouiller, et il fait le geste d'enjamber un ruisseau imaginaire.

Il y a donc là un acquiescement complet, sincère et profond de la part du sujet somnambulique, qui accepte ainsi les différentes scènes que l'on fait succéder devant lui sans transition, et auxquelles il présente un acquiescement complet et un abandon absolu ; et sa Personnalité reste torpide, étrangère à tout ce qui se passe.

Ce phénomène ne nous montre-t-il pas d'une façon bien précise quel rôle considérable joue dans notre sphère psychique l'action toute puissante de la parole d'autrui? — A l'état normal, comme l'a très bien exposé Bernheim, notre premier mouvement n'est-il pas de croire ce qu'on nous dit? — Qu'un passant s'écrie tout à coup devant vous ; prenez garde, vous avez une guêpe sur le front! — Vite nous acquiesçons et faisons un geste pour chasser cet ennemi subit; — qu'on nous dise : vous êtes pâle, vous avez mine mauvaise, vous paraissez fatigué, etc., immédiatement, malgré nous, nous acquiesçons; notre *crédivité* naturelle s'exerce inconsciente, et du premier jet nous sommes dans le même état que le somnambulique. — Ce n'est que successivement que les informations rectificatives arrivent par la voie des sens, que la Personnalité psychique entre en jeu avec ses réserves d'expérience acquise, et que nous arrivons à vérifier le bien ou le mal fondé des paroles qui nous ont été adressées et qui nous ont tout d'abord automatiquement impressionnés.

Maintenant si vous examinez toutes ces séries d'actes si docilement accomplis par le somnambulique, ces propositions absurdes acceptées comme réelles et de bon aloi, — ne vous sentez-vous pas naturellement amenés à à comparer cet état si spécial de docilité mentale de la période somnambulique, décrit si justement sous la dénomination de crédivité, à l'équivalent psychologique de cette plasticité spéciale de la fibre musculaire en état cataleptique ? — alors que vous voyez les fibres des muscles se grouper doucement, harmonieusement, sans la moindre résistance, dans les attitudes variées qu'on leur donne, elles n'ont plus, elles aussi, la notion des attitudes absurdes et extraphysiologiques qu'on leur inculque, et acceptent aussi, sans la moindre révolte, sans la moindre réaction consciente, les réactions nouvelles qui leur sont communiquées. — Il y a véritablement des constitutions similaires du système nerveux qui se révèlent alors, et qui semblent nous dire que les cellules nerveuses, — soit qu'elles président aux actions motrices, ou aux opérations de l'intelligence, sont pourvues des mêmes aptitudes fondamentales, des mêmes forces plastiques, qui se décèlent de la même façon, une fois qu'elles sont abandonnées à leur vie intrinsèque, à leurs activités automatiques et séparées de la Personnalité consciente qui corrige leur mise en jeu, coordonne leurs opérations à l'aide des souvenirs accumulés, et constitue un véritable appareil régulateur de toutes leurs manifestations dynamiques. — On peut donc dire que cet état si spécial de passivité et de malléabilité de l'esprit, dans l'état somnambulique, est l'équivalence physiologique de l'état similaire de passivité des forces musculaires que nous avons constaté dans l'état cataleptique. Quoique ce soient là des phénomènes du même ordre, ils se passent dans des territoires différents de l'écorce.

Dissociation des facultés perceptives. — Il serait intéressant maintenant d'essayer de se rendre compte d'une façon même approximative de l'état psychique du sujet en état somnambulique et d'examiner dans quelles limites ses facultés sont plus ou moins perturbées.

Et d'abord, au point de vue du jeu des appareils sensoriels, comment le somnambulique voit-il? — comment entend-il? — les sens travaillent-ils dans leur état d'activité naturelle suivant des procédés normaux?

Évidemment il n'en est pas ainsi; et, comme vous allez le voir, une perturbation profonde s'est opérée dans leur fonctionnement physiologique.

Prenons le sens de la vision (Pl. IX, fig. 2 et 4). — Le sujet a bien réellement les yeux ouverts, son attitude, sa conversation, sa physionomie expriment bien l'état d'une personne naturelle, et cependant tout cela n'est qu'apparence, — le sujet a les yeux ouverts, soit, mais c'est l'état cataleptique de la vision qui empiète sur l'état somnambulique, le sujet a les yeux sensibles à la lumière, mais *il ne voit pas;* cela peut paraître paradoxal et cependant cela est ainsi. — Car, remarquez qu'il a les yeux ouverts pour la vision des choses physiques : il voit les couleurs, il sent d'une façon spéciale les vibrations lumineuses et réagit en conséquence, mais la *vision mentale*, cette vision qui associe à un objet présent une série de souvenirs associés, est complètement absente; il ne voit pas le milieu ambiant. — Demandez lui où il est, il est incapable de vous répondre, parce que l'image des objets ambiants ne remonte plus dans les régions de la Personnalité psychique pour éveiller des souvenirs appropriés et développer une réaction affirmative en faveur de telle ou telle direction; — et alors, ne jugeant pas par les yeux, il ne sait où il est, il ne sait qui lui parle et il dira qu'il est partout où vous voudrez le placer, dans un salon, dans un jardin par exemple. — Présentez-lui un porte-plume et demandez-lui ce que c'est, il ne le sait pas, — dites-lui que c'est un sucre d'orge, il le mettra dans sa bouche ; — présentez-lui un miroir, une grosse boule de verre brillante (Pl. III, fig. 2), vous allez voir ses regards attirés par la lumière réfléchie ; — il va s'exclamer devant les images réfléchies par le miroir, et il perd les notions acquises par l'expérience (notions qui sont d'ordre psychique et intellectuel et qui sont du domaine de la Personnalité consciente) ; son esprit n'est plus éclairé que par la vision physique des objets, et, en présence d'un miroir, il croit qu'il y a une personne cachée derrière ce miroir ; et remarquez ceci en passant, il ne reconnaît plus sa figure, il a perdu la notion de sa propre Personnalité. — Présentez-lui cette grosse boule de verre brillante, il voit les figures ambiantes réfléchies à la surface, il voit sa figure déformée qu'il ne reconnaît pas, et il croit que toutes ces figures sont des personnages enfermés dans la boule, et, par un geste naturel, puéril, analogue à celui d'un jeune enfant dont l'appareil optique n'a encore aucune expérience, vous le voyez frapper sur la boule, demandant qu'on lui ouvre la porte ! — Il n'y a donc d'éveillé chez lui que la faculté de voir les objets physiques ; c'est la vision brute qui existe seule, et la vision mentale qui est endormie.

Comme conséquence de ce que je viens de vous dire, veuillez encore noter l'apparition de ces phénomènes imprévus en vertu desquels, dans ces états nouveaux hypnotiques que nous développons artificiellement, vous voyez itérativement des déplacements des forces nerveuses, des compensations inopinées se manifester d'une façon des plus significatives.

Ainsi, tandis que, chez ces sujets hypnotiques, la vision mentale disparaît inopinément, n'est-il pas étrange de voir alors la vision physique arriver à un état d'hyperacuité dont nous n'avons aucune idée à l'état normal ? — c'est ainsi que je vais vous faire voir des sujets somnambuliques incapables de voir sciemment les objets ambiants, et présenter une hyperesthésie telle de la faculté visuelle qu'ils peuvent lire, même les yeux fermés et recouverts avec un tampon d'ouate, un alinéa de journal. — Ils peuvent lire même à travers un écran de bois de cinq millimètres d'épaisseur, et présenter ainsi une série de manifestations extra-physiologiques, d'hyperacuité sensorielle qui dépiste tout ce que nous croyons savoir sur les conditions naturelles du fonctionnement des éléments nerveux.

Ainsi je présente à Th. une vingtaine de carrés de papier blanc tous semblables (en apparence pour nos yeux) les uns aux autres. - - Je note d'un signe un de ces carrés sur le *verso*, et je dis au sujet en période de somnambulisme : Regarde ce carré de papier, il y a dessus un dessin, c'est le portrait de M. X., fixe bien et dis-moi si tu vois bien ce portrait. — Ceci fait, je mêle les vingt carrés de papier, et je dis au sujet : parmi ces carrés de papiers dis-moi où se trouve le portrait de M. X. Elle les passe successivement en revue, et quand elle arrive à celui que j'ai noté au verso, elle n'hésite pas et l'indique catégoriquement. — Il y a encore là un phénomène d'hyperesthésie de la vision physique : le sujet a vu dans le carré de papier désigné des taches, des rugosités spéciales qui nous échappent ; il a vu des différences là où ne voyons rien, c'est lui qui est le voyant et nous qui sommes les aveugles, et c'est ainsi par le fait de cette hyperesthésie visuelle qu'il a reconnu le carré de carton.

Si nous passons maintenant au sens de l'audition, nous y retrouvons la même dissociation des facultés auditives. — Ainsi que je vous l'ai indiqué, le somnambulique lucide entend très nettement tous les sons (1), même les sons délicats, éloignés, qui viennent frapper son oreille ; — il répond distinctement aux interrogations mais, comme vous allez le voir, ce n'est encore là que de l'*audition physique, l'audition mentale* étant complètement éteinte et complètement annihilée. — Il écoute, il accepte tout ce que vous lui dites, sans qu'aucune idée du passé, sans qu'aucune notion du présent vienne se présenter à son esprit. Les sons vocaux seuls pénètrent dans son entendement et par action réflexe se répercutent sous forme de réponses appropriées. — Mais demandez-lui une simple réponse qui exige la présence d'une impression ancienne, d'un souvenir précédent, il est incapable de vous la donner. — Demandez-lui s'il connaît la voix qui l'interpelle, il vous dira qu'il reconnaît cette voix, mais en tant que son phonétique, par mémoire inconsciente ; — demandez-lui à qui appartient cette voix, quelle est la personne qui lui parle? ici la réponse est nulle, il est incapable de fournir aucune explication.

(1) Le sujet entend très bien le tic-tac d'une montre à deux mètres de distance et même davantage, et le Dr Brémaud, cité par Bottey, rapporte le cas d'un somnambule qui, se trouvant un soir dans son cabinet et regardant à travers les carreaux de la fenêtre, entendait parfaitement un dialogue qui avait lieu à voix basse, à l'autre bout de la rue, entre une femme et un ouvrier du port. — Bottey, *Le magnétisme animal*, p. 52.

— Demandez quel jour il est, quelle heure il est, qui il est, même? il n'en sait absolument rien.

Tous les liens qui existent entre un son phonétique et les souvenirs anciens accumulés dans les régions de la Personnalité consciente sont ainsi anéantis. — Et cette Personnalité qui est silencieuse et endormie, vous allez voir que le somnambulique qui a perdu toutes ses connexions avec elle, l'oublie à son tour. — Les souvenirs de sa vie antérieure, les impressions les plus anciennes, qui remontent aux premières phases de son enfance, sont subitement effacés. — Ils ont cessé d'exister pour lui et, désormais privé de cet appoint et de toutes ses réserves, il vit flottant comme un navire sans gouvernail au gré des incitations extérieures qui le dirigent ; et suivant qu'une incitation phonétique, soufflant dans une direction ou dans une autre, vient impressionner les régions de son cerveau où s'opère l'audition physique, il va réagir en conséquence, subir passivement toutes les incitations extérieures, accepter les absurdités les plus complètes et aller jusqu'à oublier sa Personnalité, son passé, et revêtir une personnalité d'emprunt que l'expérimentateur lui ordonnera de prendre en lui disant — qu'il n'est plus lui-même, — qu'il a changé de sexe, — qu'il est changé en général, en prêtre, en professeur, et même qu'il est transformé en oiseau, en chat, en lapin, en un animal quelconque!... — Et, chose plus surprenante encore, qui déjoue toutes les idées que nous avons en psychologie, vous verrez le sujet docile acquiescer de bonne grâce à toutes ces injonctions absurdes, s'accommoder à la situation nouvelle qu'on lui impose, et suivant ses aptitudes, son intelligence et son éducation, prendre son rôle au sérieux et l'exprimer par des gestes appropriés.

Changement de la Personnalité. — L'aptitude à changer de Personnalité est un état psychologique bien étrange à première vue, que les recherches de l'hypnotisme moderne ont soudainement mis à découvert, et qui, comme toutes ces autres manifestations de même ordre, telles que la crédivité — les suggestions — les sollicitations expérimentales des émotions, saisit d'étonnement pour peu qu'on y réfléchisse et que l'on regarde autour de soi.

En dehors des comédiens de profession qui font tout un art du changement complet de leur Personnalité, et qui sont d'autant plus parfaits qu'ils l'ont mieux dépouillée, ce besoin de changement de Personnalité vous le rencontrez à chaque pas, à chaque instant, dans la vie courante. — Qu'est-ce, en effet, que cette tendance qui pousse un grand nombre d'individus de toute classe, de tout sexe et de toutes les conditions, à un moment donné de l'année, à s'affubler de costumes nouveaux, à se déguiser, à changer leur Personnalité contre celle d'un autre, à représenter des personnages historiques quelconques, et à se plaire d'autant plus dans leurs nouveaux états, qu'ils se sont plus séparés de leur individualité propre, et qu'ils se sont mieux incarnés dans le rôle ?

N'y a-t-il pas encore là un phénomène psychologique de même ordre, moins accentué il est vrai, dans ce goût inné en tout homme de revêtir un uniforme qui fasse diversion à son costume habituel, et le mettre ainsi dans un tout autre ordre de hiérarchie sociale ? — L'idée de se voir revêtu d'un costume officiel, le prestige de l'uniforme, n'entre-t-il pas comme un stimulant puissant dans le choix d'un grand nombre de carrières officielles ? et même, — dans chacune de ces carrières, est-ce que cette transformation de la Personnalité ne se fait pas sentir à tous les échelons de la hiérarchie? — Le capitaine n'est-il pas un autre personnage que le lieutenant; le colonel, le général, avec leurs galons différentiels, ne prennent-ils pas un rôle différent, consacré par la nécessité du service? — et au fur et à mesure qu'ils gravissent les échelons, chacun ne s'adapte-il pas à son nouveau rôle et naturellement, en changeant ainsi sa Personnalité à mesure que son évolution sociale se modifie? — A chaque pas, à chaque moment de la vie, nous rencontrons des développements variés de ce thème unique, le besoin intinctif de tout être humain d'abandonner, de changer sa Personnalité et de passer dans une autre enveloppe que celle où il a vécu. C'est du transformisme, dans le domaine sociologique. — Suivant les individualités, suivant les goûts, les âges et les sexes, ces aptitudes se développent avec plus ou moins de facilité, d'entrain et d'élégance. — Chez les enfants ce besoin est incessant; dans leurs jeux, ils jouent au soldat, au maître d'école, ils contrefont les animaux; — et, dans une autre série de faits, ne savons-nous pas tous combien certaines femmes bien mieux douées que les hommes qui restent malgré leurs efforts, toujours ce qu'ils ont été, sont aptes à dépouiller leur enveloppe native lorsqu'un coup de fortune vient à les mettre subitement sur un pavoi quelconque, et à s'assimiler les habitudes nouvelles du monde dans lequel elles se trouvent incidemment placées !

Enfin, dans le domaine de la pathologie mentale qui cotoye d'une façon si intime l'ordre d'étude que nous poursuivons en ce moment, que de phénomènes de même ordre on a signalés depuis longtemps ? — On les considère bien plus comme des actes d'excentricité et de bizarrerie de caractère que comme des déviations de ce besoin instinctif inhérent à la nature humaine. — Tous les aliénistes ont vu des cas de ce genre : — des individus qui ne sont plus eux-mêmes, qui prétendent représenter des personnages célèbres morts ou vivants, qui se disent empereur, roi, ou suivant les temps, président de la République, ou président du conseil ; — d'autres, à la suite de troubles sensitifs spéciaux, se croient transformés en masse de verre, en bloc de graisse, en grain d'orge, etc. etc. (1), manifestations incohérentes au premier chef, désordonnées soit, — mais qui ne sont que les expressions ultimes et pathologiques de ces appétitions latentes qui reposent au fond du cœur de tout homme et qui le portent à dépouiller le *vieil homme* et à changer sa propre Personnalité.

Exaltation de la mémoire et de l'imagination. — En poursuivant ainsi ces études de psychologie morbide, je vais vous faire assister à une démonstration des plus curieuses de cette déséquilibration survenue dans les phénomènes que nous considérons d'habitude comme faisant partie intégrale du domaine mystérieux des activités psychiques. — Vous allez, dans cet ordre de faits, rencontrer encore les mêmes perturbations psychologiques que je vous ai déjà signalées, — l'inertie, la torpidité de certaines régions sollicitant par une sorte d'action compensatrice la suractivité fonctionnelle d'autres régions, les forces nerveuses masquées dans une région se révélant ailleurs avec une intensité extra-physiologique.

(1) Voir à ce sujet les très intéressantes recherches de Michéa sur les troubles mentaux consécutifs aux troubles de la sensibilité périphérique. *Annales médico-psychol.*, 1856, p. 2 et suiv.

Un malade disait qu'on avait changé son corps — qu'il était changé en machine — un autre répétait : vous voyez bien que je n'ai plus de corps — je suis mort de la tête aux pieds, etc. etc.

— Dans le domaine des choses de l'intellect, alors que certaines facultés, celles du jugement, celles de la conscience du milieu ambiant, par exemple, seront tout à fait silencieuses ; — vous allez voir, par contre, des aptitudes nouvelles se développer, celles de la mémoire et de l'imagination, et, ces facultés surchauffées s'exerçant à l'insu de l'individu, se manifesteront alors avec une variété d'effet, une richesse d'expression infinie, et un naturel des plus parfaits.

Je vais donc vous présenter un sujet qui va vous donner la confirmation de ce que j'avance — je vais lui donner la suggestion de changer sa Personnalité, de ne plus être lui-même, de se substituer à moi, et de parler devant vous comme s'il était moi-même. — Vous allez le voir répéter une leçon que j'ai faite il y a un an et dont les matériaux, tenus en réserve d'une façon silencieuse dans l'intimité de son cerveau, vont surgir à mon appel et se dérouler devant vous avec une netteté, une précision, avec un accent de vérité et une lueur d'intelligence qui va vous donner une idée nette du degré d'exaltation que peuvent acquérir la mémoire et l'imagination chez certains sujets somnambuliques, alors que d'autres régions du cerveau sont en période d'inhibition fonctionnelle.

Voici, en effet, Mlle V..., professeur de langues étrangères, et qui est douée d'une sensibilité exquise pour les phénomènes hypnotiques. — Pour elle, l'hypnotisation est devenue, comme la morphine pour les morphiomanes, un véritable besoin. — Elle s'intéresse à toutes les questions de ce genre et, pendant un certain temps, elle a suivi avec exactitude toutes les leçons que j'ai faites ici, et, comme vous l'allez voir, — lorsque je lui demande si cela l'intéresse, elle me répond qu'elle y vient avec plaisir mais qu'elle n'y comprend rien : *c'est trop technique* pour qu'elle en retienne quelque chose. — Elle ne vient, dit-elle, que pour assister à la partie expérimentale de mes conférences et, si je l'interroge, elle va vous dire qu'elle n'a rien retenu, qu'elle a la mémoire très mauvaise, et qu'elle est incapable d'en rendre le moindre compte. — Voilà ce qu'elle est à l'état normal, à l'état réveillé, et vous pouvez accepter la sincérité de ses paroles.

Maintenant, je vais la mettre en période de somnambulisme et vous allez voir que le tableau va changer du tout au tout. — Je lui dis alors : Vous n'êtes plus Mlle V..., vous êtes M. Luys, vous êtes à la Charité, dans son amphithéâtre, et vous allez faire sa leçon sur les *Suggestions* à sa place. — Vous voyez, elle accepte docilement mes paroles, elle s'incarne dans ma personne, elle prend mes habitudes de langage et de geste, et, une fois mise en train, vous voyez avec quelle facilité, quoique étrangère, elle parle le français, et avec quelle suite dans les idées son exposition s'effectue. — Elle ne se trompe pas, elle trouve le mot technique, elle varie ses intonations, et présente véritablement des qualités innées de professeur. — Bien plus, vous allez voir une scène curieuse. — Je vais faire amener un sujet, le faire asseoir dans ce fauteuil en lui disant : Voici là un sujet hypnotisable que vous allez endormir ; et vous serez surpris de la voir répéter point par point les procédés divers pour produire l'hypnose, — vous exposer pertinemment les caractères symptomatiques de la léthargie, ceux de la catalepsie, du somnambulisme dans lequel elle se trouve actuellement, — les différentes particularités afférentes à ces divers états, —

des détails de mœurs propres aux hypnotiques et, si je ne l'interrompais point, elle parlerait ainsi pendant des heures entières, jusqu'à l'épuisement de ses forces, pour retomber en léthargie.

Maintenant la voilà réveillée; elle a repris sa figure normale, calme et placide, et vous assisterez encore à ce phénomène étrange de l'inconscience absolue dans laquelle elle se trouve de tout ce qu'elle a dit et fait. — Elle ne sait absolument rien de ce qui s'est passé. Sa Personnalité psychique demeurée torpide pendant tout le temps qu'a duré cette petite scène n'a été en rien participante de ce qui s'est fait; — ce sont des régions indépendantes, limitrophes, si vous le voulez bien, de son cerveau qui seules ont été vivantes et actives et qui, en vertu de cette phase d'éréthisme accidentel qu'elles ont traversée, ont donné naissance à une série de souvenirs accumulés, de réserves, d'impressions anastomosées les unes avec les autres, qui sont ainsi devenues réviviscentes et se sont révélées avec ces caractères d'énergie, de précision et d'enchaînement logique qui vous ont tous impressionnés d'une façon si merveilleuse (1).

(1) Les réactions sur le sensorium des autres sens n'ont pas jusqu'à présent fixé notablement l'attention des expérimentateurs. — Il est probable que dans cette direction on trouvera encore des choses nouvelles intéressantes. Jusqu'à présent on a constaté une exaltation très notable des aptitudes à sentir les odeurs chez les hypnotiques. — Ce sens du goût était aussi très exalté. Chez un de mes sujets somnambuliques, avec environ 1 gramme de cognac que je lui fis avaler, je constatai, à bref délai, un état d'excitation ébrieuse très intense.

La perception des impressions olfactives peut être portée aussi à un degré d'exaltation extrême : Bottey raconte avoir fait reconnaître à certains sujets des odeurs de plusieurs parfums, en exposant pendant moins d'une seconde une feuille de papier au-dessus d'un flacon ; un sujet cité par Taquet avait une hyperexcitabilité olfactive telle qu'il reconnaissait à l'odeur les propriétaires de certains objets qu'on lui donnait à flairer. — Bottey, *loco citato*, p. 53.

II. — TROUBLES SOMATIQUES

Les troubles d'ordre somatique que l'on rencontre dans la période de somnambulisme lucide portent, comme dans les phases précédentes, sur la sensibilité et la motricité.

1° Les troubles de la sensibilité que je considère jusqu'à présent comme presque toujours constants se révèlent par une anesthésie complète du tégument cutané. — Cette anesthésie se présente avec les mêmes caractères de dissociation que nous avons déjà signalés à propos de la vision physique, de l'audition physique et de la vision et de l'audition mentales. — On voit, en effet, persister une sensibilité d'ordre spécial (sensibilité d'ordre réflexe en quelque sorte), en vertu de laquelle on constate que le membre supérieur d'un sujet, je suppose, peut donner naissance à des contractions musculaires sous l'incitation d'un souffle léger passant à travers un trou du diamètre d'une aiguille. — A une distance de deux ou trois mètres, le membre se contracture par action réflexe des nerfs cutanés devenus hyperexcitables, et à côté de cela, la sensibilité mentale et consciente est complètement abolie par l'état de torpidité dans lequel se trouve le *sensorium commune*. — On peut impunément transpercer avec une épingle un pli de la peau du sujet, le pincer avec une pince à griffes, le brûler avec un cautère en ignition ; il ne sent rien et reste complètement étranger à ce qui se passe. — Il continue à parler s'il est interpellé. Il en est de même pour les muqueuses, la conjonctive, les orifices des narines et la peau des lèvres.

Cette anesthésie généralisée est un signe physique très important au point de vue du diagnostic rapide de l'état somnambulique chez un sujet parlant couramment et ayant les yeux ouverts. — Il suffit de lui pincer fortement la peau du bras, par exemple, pour reconnaître immédiatement s'il est à l'état somnambulique ou à l'état de veille.

2° *Hyperexcitabilité des muscles et contraction superficielle.* — Les fonctions de la motricité présentent pareillement des modifications très intéressantes. — Les états d'hyperexcitabilité neuro-musculaire que nous avons constatés précédemment d'une façon si caractéristique dans la léthargie, se retrouvent encore dans l'état somnambulique, avec des caractères atténués il est vrai, mais parfaitement similaires à ceux que nous connaissons déjà. — Ainsi, il suffit de frôler légèrement la peau des avant-bras du sujet, celle des mains, pour déterminer la contracture des muscles sous-jacents, et de souffler légèrement sur leurs antagonistes pour la faire disparaître. On peut ainsi immobiliser un membre du sujet sur un endroit donné, le fixer sur un point du parquet en agissant sur les membres inférieurs, et alors on peut assister à des scènes étranges en vertu desquelles le sujet qui parle d'une façon normale, qui paraît parfaitement correct et conscient, est tellement ignorant de l'état nouveau dans lequel on place ses muscles, qu'il est tout surpris des situations nouvelles dans lesquelles il se trouve incidemment placé. — Ainsi, par exemple, on prend une de ses mains, on fait un attouchement léger sur les fléchisseurs et on place cette main sur celle d'une personne présente. La main du sujet se contracture peu à peu sur cette dernière et la maintient sous son étreinte sans pouvoir se dégager, au grand étonnement de la personne ainsi capturée. — Et c'est là un phénomène tout à fait automatique, complètement indépendant de la volonté du sujet qui ne peut le faire cesser, et qui reste contracturé à l'endroit où on l'a placé. Il suffit d'un attouchement léger de la main ou d'un souffle très fin sur les muscles antagonistes pour faire cesser cette contracture incoercible.

Et la sensibilité réflexe de la peau des sujets placés en cet état est quelquefois portée à un degré d'excitabilité telle, qu'à une distance de quatre mètres sur un sujet tenant un bâton avec ses mains contracturées, comme il vient d'être dit (après lui avoir fait tourner le dos pour qu'il ne soit pas témoin de l'émission du souffle), j'ai pu obtenir la décontracture en soufflant à la distance indiquée sur les muscles antagonistes.

Ces contractures musculaires produites par l'excitation superficielle de la peau sont un des caractères diagnostiques les plus importants pour reconnaître si un sujet ne simule pas, et s'il se trouve réellement dans la période somnambulique.

3° Je vous signalerai encore comme caractère séméiologique important de l'état somnambulique les modifications survenues dans le timbre de la voix du sujet. — La parole est modifiée, elle est saccadée, étouffée quelquefois, elle sort mal, par suite de la disparition de l'audition mentale qui en règle les tonalités phonétiques. De plus, le sujet ne sachant à qui il s'adresse *tutoie* ordinairement son interlocuteur. Ce sont encore là des caractères dont on peut tirer profit au point de vue du diagnostic.

4° L'examen ophtalmologique du fond de l'œil, ainsi que nous l'avons constaté chez un certain nombre de sujets en état de somnambulisme, vient encore fournir des renseignements intéressants sur l'ensemble des caractères somatiques non susceptibles de simulation propres à cet état spécial. — Dans ces cas, en effet, les modifications de la circulation du fond de l'œil sont à peu près les mêmes que dans l'état cataleptique. Le piqueté rouge de la papille est moins prononcé qu'à la période précédente, mais toutefois plus intense qu'à l'état normal.

MARCHE. — DURÉE

Dans la sériation naturelle des processus hypnotiques, l'état somnambulique représente la dernière étape qui sépare l'hypnotisé du moment du réveil.

Dans les expériences le sujet peut être maintenu un temps plus ou moins prolongé en période de somnambulisme ; — il peut ainsi dépenser inconsciemment une certaine dose de son activité nerveuse, accomplir certains travaux, tricoter, faire de la tapisserie, chanter même de mémoire des airs qui l'ont frappé, exécuter certaines scènes de comédie, etc., mais, pour qu'il en soit ainsi, il faut qu'il soit de temps en temps *ravivé* au point de vue de son état nerveux ; et il faut que, de temps en temps, on lui présente un objet brillant devant les yeux pour le soutenir et l'empêcher de retomber instantanément à la renverse en pleine léthargie. — Je vous donnerai tout à l'heure, à propos d'une scène de chant exécutée par Esther, un exemple très net destiné à vous montrer la nécessité de maintenir le sujet sous l'action d'un agent d'*incitation*.

La durée de l'état somnambulique expérimental peut donc être prolongée un temps indéterminé en ayant soin de maintenir le sujet en présence d'un foyer d'incitation continue (1).

Si l'état somnambulique est spontané, comme celui qui se développe chez certains sujets prédisposés, par l'action d'un bruit soudain, d'un rayon lumineux, sa durée nous est tout à fait inconnue. — On comprend combien il serait précieux de pouvoir déterminer dans quelles limites se trouve circonscrit l'état somnambulique au point de vue médico-légal. Nous n'avons à ce sujet encore aucune donnée précise.

La terminaison de l'état somnambulique a lieu par le retour à l'état de veille.

Pour opérer cette transition, il suffit, comme nous l'avons indiqué déjà, de souffler isolément sur chacun des yeux du sujet, ou bien, ce qui est encore mieux, de le réveiller par suggestion, en lui disant, par exemple: « Au bout d'une minute tu te réveilleras (2) ».

(1) Chez un sujet atteint de paralysie générale au début, et qui présentait des symptômes de somnambulisme ambulatoire, cet état dura environ quarante-cinq jours. — Le malade quitta sa famille à Paris, prit son billet pour Lyon, y séjourna quelques jours et disparut; il marcha isolément, traversa toute la Suisse, et après avoir franchi les Alpes, se trouva un beau matin à Milan où il récupéra connaissance subitement, après de nombreuses secousses de vomissements. —(Cette observation sera ultérieurement publiée.)

(2) A ce moment, tous les sujets répètent cette phrase stéréotypée, quand on leur dit : « Tu vas te réveiller ; » ils répondent généralement : « *Mais je ne dors pas.* » — Ils s'impreignent néanmoins de la suggestion qu'on leur donne et l'exécutent ponctuellement.

Quand le sujet se réveille, il se frotte les yeux, regarde autour de lui, prend connaissance du milieu ambiant ; et, quand il a su dire nettement l'endroit où il se trouve, et le nom de la personne qui l'a hypnotisé, on peut être certain que le réveil est complet, et qu'il n'y a aucun inconvénient à le laisser partir.

Ainsi donc, — au point de vue de l'évolution et de la sériation naturelle du processus hypnotique, le somnambulisme n'est ce qu'il est que par le fait seul de la mise en scène des facultés auditives. — C'est l'audition seule, c'est le réveil isolé des territoires de l'écorce voués à la réception des impressions auditives qui sollicite ces modalités nouvelles qui constituent l'état si nettement défini, sous la dénomination de *somnambulisme lucide ;* mais, — remarquez encore ceci : s'il y a dans le cerveau des territoires de l'écorce qui se sont successivement réveillés, il en est d'autres qui restent encore endormis. — Ce sont ceux dans lesquels repose la Personnalité consciente qui restent silencieux, et complètement inconscients des ébranlements qui s'exécutent autour d'eux expérimentalement pendant toute cette période.

DIAGNOSTIC

D'après ce que nous venons de voir, on reconnaît l'état somnambulique franc aux caractères suivants.

1° L'anesthésie complète du tégument cutané ; les malades ne sentent ni les piqûres, ni le transpercement par une aiguille des téguments cutanés, ni même les pointes de feu ; — les muqueuses sont pareillement frappées d'anesthésie ainsi que d'analgésie ;

2e La contracture par excitation superficielle de la peau, phénomène très net en vertu duquel une série de contractures peuvent être déterminées dans les muscles de la main par exemple, à l'insu du sujet qui constate que ses muscles se contractent sans pouvoir les décontracturer ;

3° Le timbre de la voix et la manière de parler du sujet sont encore un élément de diagnostic. — L'innervation psychique venant à faire défaut sur les cordes vocales, celles-ci ne se contractent plus que d'une façon automatique. La sonorité de la voix est étouffée, affaiblie ou saccadée, et le sujet tutoie celui qui l'hypnotise ;

4° L'examen ophtalmoscopique du fond de l'œil révèle un certain degré d'hyperhémie de la rétine.

Dans les états intermédiaires somnambulo-cataleptiques qui constituent l'ensemble des phénomènes du petit hypnotisme (fascination de Brémaud), on constate la simultanéité des phénomènes propres au somnambulisme franc et à l'état cataleptique ; — ainsi les sujets sont en même temps anesthésiques ; ils entendent et ils parlent, ils ont les yeux ouverts, ils sont susceptibles de recevoir des suggestions immédiates ou à échéance, et en même temps, si on prend leurs membres, ceux-ci gardent les attitudes qu'on leur communique ; ils sont aussi cataleptiques, mais cataleptiques d'une façon incomplète. — C'est donc un état mixte, participant dans des proportions plus ou moins atténuées à diverses phases successives de l'hypnotisme.

Somnambulisme les yeux fermés. — Un certain nombre

de sujets soumis aux expériences de l'hypnose n'arrivent pas à la troisième période avec les yeux ouverts. — Leurs paupières sont contractées, quelquefois tout à fait fermées, et d'autres fois entr'ouvertes à peine par une légère fente qui laisse passer la lumière. — Leur physionomie est très nettement modifiée par cela même, d'autant plus que les paupières sont animées d'une sorte de clignotement persistant. — Néanmoins, le sujet entend et parle comme s'il avait les yeux ouverts, mais l'expression de sa parole est assoupie et traînante; ils paraissent avoir moins d'activité et moins de tendance à se mouvoir. Il suffit de pousser un souffle léger sur les voiles palpébraux pour obtenir leur relèvement, et alors, le sujet ouvrant les yeux, se trouve ébloui et se comporte ultérieurement comme ceux qui ont été en somnambulisme d'emblée, avec les yeux ouverts.

Du somnambulisme spontané.

Je vous ai parlé, Messieurs, avec détails du somnambulisme expérimental, je vous ai exposé les différents caractères avec lesquels il se manifestait, et montré ainsi la ressemblance étrange que cet état anormal de l'être humain présentait avec les états normaux de la vie courante; — vous avez vu ainsi que l'homme en état de somnambulisme lucide pouvait agir, parler inconsciemment, et avec toutes les apparences de la parfaite connaissance de ses actes et de ses paroles. Eh bien! — il faut que vous sachiez que, chez des sujets névropathiques et prédisposés, dans les phases crépusculaires de la paralysie générale même (comme je vous en citerai plusieurs exemples ultérieurement), cet état spécial du cerveau peut se développer spontanément, — sans l'action d'une intervention expérimentale, et par le fait même du mouvement de la vie cérébrale et de la constitution originelle du sujet. — Vous comprenez aisément quelles conséquences médico-légales intéressantes peuvent découler de l'appréciation nette de ces faits, et combien d'actes délictueux, de crimes peut-être, peuvent être attribués à tort à des individus qui les auraient accomplis en période d'inconscience complète, de somnambulisme spontané.

Ces accès peuvent se révéler chez les sujets prédisposés, soit pendant la nuit, soit pendant le jour.

Legrand du Saulle cite à ce propos l'observation suivante : « Un religieux, une nuit, dans un accès de somnambulisme, se lève, prend un couteau, et se dirige dans la chambre de son supérieur pour l'assassiner. Il s'approche de son lit, ne voit pas que celui qu'il cherche est absent et se tient à l'écart, qu'il y a dans la cellule une lampe allumée (cécité mentale), et néanmoins il va droit au lit, et, à plusieurs reprises, plonge son couteau à travers la couverture, croyant ainsi transpercer le corps de son supérieur. Cet acte consommé, il s'en retourne, et le lendemain, il n'en conserve aucun souvenir ; il croit seulement avoir fait un mauvais rêve (1). »

Un jeune cordier, cité par Maury, âgé de vingt-deux ans, était sujet à des attaques de somnambulisme à toute heure du jour, soit qu'il fût à son travail, ou qu'il marchât, ou se mît debout, son sommeil était subit. — Tombait-il dans cet état en filant une corde, il continuait son travail comme s'il était éveillé ; marchait-il, il continuait

(1) Legrand du Saulle. *Le somnambulisme naturel.* Annales médico-psychol., 1863, t. I, p. 89.

son chemin, et toujours sans dévier. Un jour, étant à cheval, il fut pris de son accès et continua sa route. Arrivé à destination, après avoir dételé son cheval, il fut saisi d'étonnement et d'effroi lorsqu'il se réveilla tout à coup (1).

Dans le même ordre d'idées, Mesnet rapporte une observation remplie du plus vif intérêt. — Il s'agit d'une dame somnambule, qui, à chaque accès, faisait des tentatives de suicide ; à ce moment, elle trouvait toutes sortes de ressources propres pour arriver à son but. — Elle fit une série de tentatives de précipitation, d'empoisonnement, de pendaison, sans s'apercevoir qu'on l'observait. — Elle obéissait passivement aux impulsions autogéniques qui la suscitaient, fermée qu'elle était aux impressions du dehors, et tout à fait inconsciente de ce qui se passait autour d'elle (cécité mentale). — Lorsqu'elle se réveillait, elle témoignait son étonnement aux assistants de les voir, et demandait le motif de leur présence (2).

Hémi-léthargie ; Hémi somnambulisme ; Hémi-veille ; Hémi-léthargie.

Nous avons indiqué précédemment par quel mécanisme physiologique on pourrait diviser en deux l'unité de l'individu hypnotisé, et le placer d'un côté, dans un état névropathique donné, et de l'autre côté dans un état différent. Nous avons donc déjà parlé de l'hémi-léthargie et de l'hémi-catalepsie. — Pour compléter ce chapitre du dédoublement mental, il me reste à vous parler de ces phénomènes étranges de l'hémi-léthargie combinée avec

(1) Legrand du Saulle. *Mémoire* cité, p. 92.
(2) Mesnet. *Du somnambulisme au point de vue pathologique.* Archiv. gén. de médecine, 5e série, t. XV.

l'hémi-somnambulisme, et de l'hémi-léthargie combinée avec l'hémi-état de veille.

1° Dans le premier cas, on procède suivant la technique habituelle : — l'individu étant en léthargie par exemple, les yeux fermés, on ouvre d'abord l'œil droit. Il passe en catalepsie suivant le mécanisme indiqué, puis on lui frôle légèrement la région correspondante de la tête du même côté. Suivant les enchaînements physiologiques l'état somnambulique se développe unilatéralement. — Le sujet parle, répond, sans se rendre bien compte des personnes qui l'entourent, il peut même lire un journal mais il ne peut se lever de son siège, maintenu qu'il est en place, parce qu'une partie de lui-même est frappée d'asthénie léthargique.

Ces phénomènes de dédoublement peuvent être transférés d'un côté à l'autre, par le procédé suivant.

On ferme l'œil du sujet, et il retombe en léthargie, puis on ouvre l'œil du côté qui précédemment était en léthargie, et la même série de phénomènes se reproduit : — la lucidité apparente, la parole, la lecture, l'écriture, l'inconscience de sa situation, et la déviation de la langue. — Bien plus, j'ai pu constater une augmentation instantanée de la puissance musculaire de 5 à 6 kilog. du côté de la main qui était en état somnambulique, et successivement cette augmentation s'est rencontrée du côté droit, puis du côté gauche. — Ce transfert de ces états hypnotiques différents a été toujours accompagné de vives douleurs céphalalgiques.

2° Dans le second cas, on peut expérimentalement, chez un sujet très sensible, scinder son individualité, de telle sorte que, d'un côté il est placé en léthargie et que de l'autre il reste à l'état de veille, et de plus on peut pareillement opérer le transfert alternatif de ces deux états.

C'est une expérience très délicate et qui ne peut être menée à bonne fin que chez des sujets très entraînés.

Chez Théo l'expérience suivante, faite en présence de plusieurs médecins qui suivaient ma visite, a toujours donné de très bons résultats.

Il suffit de lui faire une légère pression sur un seul globe oculaire, ou de lui pincer légèrement le bout de l'index, et l'état léthargique se produisant exclusivement d'un seul côté, l'autre restait parfaitement indemme.

Dans ces conditions, elle avait parfaitement conscience qu'elle était scindée en deux, elle disait : « — on m'a coupée en deux et remplacé la partie absente par du plomb. — Elle était en léthargie à gauche et lucide à droite, la main droite était libre, elle pouvait donc écrire son nom, ce qu'elle fit avec adresse et sans hésiter ; son écriture était nette, et sa parole précise. — Je changeai les opérations de côté. — Je la mis en léthargie à droite par oblitération de l'œil droit, et je développai l'état de veille à gauche en ouvrant l'œil correspondant, et alors je lui mis en main un crayon. Elle écrivit son nom comme précédemment, mais avec moins de prestesse et d'agilité, et elle continua à parler avec netteté et précision, et cela, avec son lobe droit, mis seul en activité, son congénère étant en inhibition !

Cette expérience a une portée très notable au point de vue des théories de la faculté du langage. — Ne voyons-nous pas ici que cette faculté, loin d'être localisée dans un lobe, le lobe gauche comme on le dit généralement, est au contraire bi-latérale et qu'on peut aussi, par une sorte de vivisection méthodique, neutraliser alternativement l'action du lobe gauche et du lobe droit. — Le sujet continue à parler couramment et, bien plus, à écrire correctement alors que son lobe gauche est torpide : le lobe droit est donc aussi apte à présider à la parole et à l'écriture?

Ceci nous porterait donc à admettre que les centres d'émission du langage et de l'écriture sont répartis dans chaque lobe cérébral, que chacun d'eux semble être partie prenante dans ces fonctions si complexes, et qu'en somme, il y a sur ce domaine bien des choses que nous ignorons.

PARTIE EXPÉRIMENTALE

Messieurs,

Sur les deux sujets que je vais mettre en expérience, vous allez voir deux spécimens très nets de l'état somnambulique. — Vous allez voir ainsi combien, dans les actes qu'ils vont accomplir, dans les paroles qu'ils vont prononcer, ils agissent avec une expression naturelle parfaite, et combien, quand on n'est pas prévenu, quand on n'a pas l'habitude de ces états psychiques insolites, il est facile de prendre le change, et de considérer comme un individu normal et parfaitement conscient un individu endormi inconscient, et parfaitement irresponsable de ce qu'il peut dire et faire. — Au point de vue médico-légal vous voyez quelle importance, quand il s'agit de faire un diagnostic précis et de savoir à propos, dépister chez un prévenu, une phase transitoire de somnambulisme lucide.

Voici Théo. Hier, dans une expérience, alors qu'elle était en période de somnambulisme, je lui donnai la suggestion qu'elle assistait à la perpétration d'un crime, d'un vol suivi d'assassinat. Elle accepta volontiers la véracité de mes paroles, et la suggestion devint pour elle une réalité ainsi que vous allez le voir. — Vous voyez qu'actuellement elle est à l'état de veille, parfaitement consciente de ses actes, et n'éprouve aucune agitation intérieure. Eh bien ! — vous allez voir les émotions puissantes dont elle est animée à son insu, et la façon très énergique avec laquelle elle va les exprimer.

Après l'avoir fait asseoir, je l'endors immédiatement en lui pinçant le lobule de l'oreille gauche, comme vous voyez. — Elle tombe en léthargie avec hyperexcitabilité neuro-musculaire, puis, suivant la méthode que je vous ai indiquée, j'entr'ouvre les paupières et je développe l'état cataleptique dont vous pouvez reconnaître la sincérité à la plasticité des membres qui gardent les attitudes. Je touche ensuite légèrement la peau du front, vous voyez un changement subit s'opérer dans l'équilibre des actions nerveuses, elle soupire profondément, ouvre les yeux, répond à ma parole, et j'obtiens ainsi l'état de somnambulisme franc.

Je procède alors à l'interrogation : Comment vas-tu ? — Je m'ennuie beaucoup, j'ai mal dormi, je me suis souvenue de ce que j'avais vu hier. — Qu'as-tu donc vu ? —

« J'ai vu un assassinat, un guet-apens ; c'était à la « Banque ; un jeune employé a été tué par un grand « individu à barbe rousse ; l'employé comptait en ce « moment des pièces d'or et des pièces blanches. — Je « l'arrête : Témoignerais-tu de tout cela devant le juge « d'instruction, il est là, il t'écoute, fais ta déposition et « jure de dire la vérité, rien que la vérité ».

Vous le voyez, — Théo lève la main, et avec un accent de vérité, prononce la formule du serment : « Je jure, dit-elle, « de dire ce que j'ai vu, cet individu avait une cravate « bleue, une vareuse noire, une ceinture rouge, il était « de haute taille. — Il arrive dans la pièce, il appelle « l'employé, il croyait que ce serait le vieil employé qui « arriverait et qui avait les clefs du coffre-fort, mais « c'est le jeune qui vient, il compte de l'argent, et pen- « dant que l'employé comptait, il lui frappe sur le cou « avec une petite hachette qu'il avait cachée. La victime « tombe raide, se relève et se traîne jusqu'à la fenêtre « en appelant au secours, l'assassin l'achève et s'enfuit. « J'étais là et je ne pouvais pas porter secours, moi qui « ne suis qu'une femme. »

Vous voyez, Messieurs, par cette citation textuelle, combien le sujet suggestioné dans une direction peut, à un moment donné (par un phénomène qui, il faut bien le dire, se rencontre très souvent à l'état normal) (1), prendre un récit pour une réalité, s'en faire une conviction, une auto-suggestion, et certifier qu'il s'agit d'un fait qui s'est bien passé.

(1) Combien de gens, à force de répéter un fait imaginaire, finissent par croire que ce fait est arrivé ? C'est là l'origine de bien des légendes, et de bien des faits historiques à propos desquels des documents plus précis finissent par démontrer l'inanité.

Voilà donc un exemple nettement tranché qui vous montre qu'à un moment donné un sujet hypnotisé peut venir comme témoin faire une fausse déposition avec les apparences de la sincérité, de la conviction la plus absolue, et charger ainsi un innocent.

Maintenant je vais la réveiller subitement en lui soufflant sur les yeux. — Eh bien Théo ? — sais-tu ce que tu viens de raconter ? — Moi, dit-elle, avec le calme le plus grand et les apparences d'une sincérité complète, moi, mais je n'ai rien dit, je viens d'arriver *et je n'ai pas dormi.*

Voici maintenant Esther, sur laquelle je vais faire devant vous deux expériences intéressantes ; vous la voyez arriver dans les conditions de lucidité complète ; elle est alerte et bien portante.

Je l'endors par la compression des globes oculaires. Vous voyez l'état léthargique qui se développe avec ses caractères habituels, l'anesthésie et la contracture, puis successivement je détermine la catalepsie et l'état de somnambulisme dont vous allez voir les principaux symptômes.

D'abord, la crédivité ; — je lui dis que nous sommes dans un jardin, au bord de l'eau ; — vous voyez qu'elle acquiesce à mes paroles et comme elle a la sensation qu'il fait chaud, elle dit : — voilà de l'eau, je vais me baigner.

Voyez encore ceci, je lui présente ce petit morceau de papier coupé en rondelle, je lui dis : — Esther, prends cela, c'est une pastille de menthe. Volontiers, dit-elle. Elle la met dans sa bouche, l'avale et dit : « C'est égal, elle est un peu forte. »

Je prends maintenant une de ses mains, je la fixe sur la table, je frôle légèrement la région des fléchisseurs de l'avant-bras et vous voyez qu'immédiatement une contracture générale du membre se manifeste ; la main est littéralement collée sur la table par l'action propre de la fibre musculaire contracturée, à l'insu du sujet, qui est tout étonné de se trouver ainsi rivé sur place (Contracture superficielle des muscles, page 112). Il suffit d'un souffle léger dirigé sur les antagonistes pour obtenir instantanément la décontracture des muscles. — On pourrait, par le même artifice, fixer la main du sujet somnambulique sur un barreau de chaise, sur le poignet d'une autre personne, et la maintenir ainsi immobilisée pendant un temps plus ou moins considérable.

Dans un autre ordre d'idées, vous allez voir jusqu'où la passivité des sujets somnambuliques peut aller, et à quelles conséquences sociales l'exploitation de ces malheureux peut conduire.

Ainsi, supposez qu'Esther possède de la fortune, et vous allez voir avec quelle facilité elle peut s'en dessaisir vis-à-vis le premier venu, en faisant sous ma dictée un acte correct, parfaitement authentique. — Voici un papier, je lui dis d'écrire : Je donne à M. Joseph la somme de cent mille francs. — Je lui dis encore : signe et date, en écrivant au bas du papier, en chiffres : Bon pour 100,000 fr. Elle signe, mais le quantième du mois elle ne l'écrit pas spontanément. Notez, Messieurs, à ce point elle s'arrête. — Elle ne sait pas à quel jour elle se trouve parce que c'est un phénomène de mémoire et de conscience. Je lui dis le jour exact et elle le transcrit régulièrement. — Je fais passer sous vos yeux le manuscrit qu'elle vient de tracer, et vous voyez que l'écriture est correcte, que les lignes ne sont pas enchevêtrées et qu'en un mot on a sous les yeux un écrit qui est légalement valable.

Voici encore une expérience qui prouve à quel degré d'hyperacuité la faculté visuelle peut être portée.

Voici une paire de lunettes entourée d'une armature latérale, et formée par deux coques rigides et opaques pouvant s'adapter sur les globes oculaires dont elles suivent le contour, — le tout étant tapissé de papier noir et complètement imperméable à la lumière. Pour donner plus de garanties, des tampons d'ouate appliqués sur les yeux et autour de la lunette sont destinés à combler les vides et à oblitérer les fissures ; l'appareil est tenu en place à l'aide d'un fil circulaire en caoutchouc qui presse légèrement sur l'occiput.

Dans ces conditions, je présente un journal du jour même à Esther, en ayant soin de bien l'éclairer comme dans les conditions normales de la lecture, et après ces précautions vous voyez, qu'à notre grand étonnement, le sujet perçoit la lumière et lit couramment deux ou trois alinéas du journal précité. — C'est là pour moi un des phénomènes les plus étranges d'hyperacuité de la faculté visuelle dont l'explication physiologique est encore à trouver. — Nous sommes ici dans le domaine de forces infinitésimales agissant sur un système nerveux porté à un degré d'hyperexcitabilité inconnu et, à moins de supposer que les vibrations lumineuses traversent les lunettes opaques, comme les vibrations sonores traversent des écrans interposés, je ne vois pas jusqu'à présent d'autre explication plausible à fournir de ce phénomène étrange d'hyperesthésie visuelle.

Comme dernier exemple de ce que je viens de vous exposer, je vais vous faire assister à une expérience des plus remarquables et dont Esther donne un très intéressant spécimen.

Après l'avoir replacée en période de léthargie, je prends un tube de verre chargé d'une solution de haschisch comme vous le voyez, et je le place sur le cou. Au bout de quelques secondes la réaction s'opère, quelques tressautements dans la face indiquent un état nouveau du système nerveux, l'action de la substance active se révèle, Esther ouvre les yeux, elle est en somnambulisme, elle est gaie et souriante.

Vous allez assister ici à une série d'idées associées qui, chaque fois qu'on fait appel à la tête de la série, se développent automatiquement à la file. — Ainsi la première fois qu'Esther a été mise en contact avec le tube contenant du haschisch, elle avait assisté à une représentation de la *Mascotte*. — Il y eut entre ce tube et ce souvenir un lien sympathique qui s'est établi. — Si bien que chaque fois qu'elle est en présence de ce tube, les airs de l'opéra surgissent automatiquement en elle, — et elle les chante par une évocation expérimentalement provoquée.

Après avoir passé par quelques scènes préparatoires, toujours les mêmes, je lui dis : Tu vas chanter quelques airs de la *Mascotte*. — Et effectivement, Messieurs, vous voyez qu'elle se met à chanter un et deux couplets consécutifs avec une grande justesse, avec mesure, et une certaine accentuation sentimentale ; le tube étant toujours en place. Je vous le répète encore, le tube est l'incitateur qui dirige toute cette scène, et c'est lui seul qui suscite les incitations phonomotrices que vous entendez. — La preuve est celle-ci : je prends ce tube, je l'éloigne du sujet, et alors l'incitation diminuant en raison de la distance, que remarquez-vous? — La force d'intonation s'affaiblit ; plus j'éloigne le tube, plus la voix diminue d'intensité, et à un certain moment, Esther ne chante plus qu'à voix basse. Et si maintenant je rapproche progressivement le tube, remarquez ce phénomène inverse qui suit pas à pas : la voix, par un *rinforzando* progressif, arrive à reprendre son timbre du début, et vous entendez Esther chanter la fin de son air avec netteté et vigueur.

Bien plus, vous allez voir encore un phénomène bien remarquable et qui va vous démontrer les influences infinitésimales qui entrent en jeu dans cette série d'opérations complexes.

Vous avez vu tout à l'heure qu'en éloignant le tube, la force de la voix du sujet allait en s'affaiblissant par suite de l'éloignement de la cause incitatrice. Eh bien, — on peut éloigner encore le tube et maintenir le chant en faisant la chaîne avec deux personnes. Deux personnes se tenant par la main, l'une ayant le tube de haschisch dans la main gauche par exemple, et la main de l'hypnotiseur de la main droite ; l'hypnotiseur maintient son contact avec le sujet de sa main droite (ceci représente à peu près une distance de deux mètres), le sujet continue à chanter avec la même intensité, si bien, comme vous le voyez, qu'il ressent l'incitation phonomotrice irradiée du tube à une distance de deux mètres, et cette incitation traverse deux corps humains interposés ! — Vous pouvez supposer ainsi à quelles ondulations infinitésimales de la matière vous avez affaire pour produire des résultats si extraordinaires !

Enfin, Messieurs, pour vous donner une idée de l'action incitatrice de ce tube chargé de haschisch sur la mise en action du sujet, et pour vous montrer que c'est lui, et lui seul qui est la cause unique de tout ce qui se passe, je vais éloigner instantanément le tube et vous allez voir l'effet produit. — Esther, n'étant plus soutenue par cette excitation, tombe immédiatement, comme vous le voyez, foudroyée, en pleine léthargie, et pour bien vous garantir la sincérité de tout ce qui vient de se passer, vous voyez que l'état léthargique est parfaitement légitime, — que la résolution est complète, que l'anesthésie cutanée existe partout, — de même que l'hyperexcitabilité musculaire.

Cet état étant bien reconnu sincère, je vais devant vous la réveiller en la faisant passer par les phases successives de l'hypnose jusqu'au réveil, et vous allez constater comme moi qu'une fois réveillée, elle ne conservera aucun souvenir de tous les ébranlements qui ont passé à travers son système nerveux, et qu'elle est tout à fait inconsciente de ce qu'elle a dit et fait.

QUATRIÈME LEÇON

DES SUGGESTIONS

SOMMAIRE

DES SUGGESTIONS. — Définition ; caractères généraux des suggestions physiologiques chez l'homme sain.

Symptomatologie. Caractères généraux des suggestions hypnotiques. — Suggestions négatives. — Suggestions mentales. — Caractères des actes suggestifs. — Etat mental des sujets suggestionnés.

Conditions étiologiques des suggestions. — Suggestions à l'état de veille. — Auto-suggestion. — Suggestions combinées. — Durée des suggestions. — Suggestions au point de vue thérapeutique.

Théorie physiologique des suggestions : suggestions extemporanées ; suggestions à échéance.

Expériences : Suggestions à échéance. — Suggestion d'un crime à accomplir.

MESSIEURS,

Nous allons aujourd'hui aborder l'examen des phénomènes les plus saisissants de l'hypnotisme : les suggestions, dont l'étude toute récente a été mise en lumière dans ces derniers temps et je dirais même en pratique, grâce aux patientes recherches et à l'esprit d'initiative de nos éminents confrères de l'école de Nancy, MM. les professeurs Bernheim, Beaunis et Liégeois qui, à des points de vue différents, ont donné à ces intéressants problèmes une importance inconnue jusqu'ici.

Qu'est-ce donc que la suggestion ?

Au point de vue des phénomènes hypnotiques, la suggestion est la mise en activité du cerveau d'autrui placé, par le fait même de l'hypnotisme, dans des conditions spéciales de réceptivité qui le rendent malléable, ductile sous la direction de l'hypnotiseur, comme nous avons vu dans l'état cataleptique la fibre musculaire, docile et soumise, garder toutes les attitudes, même les plus extra-physiologiques, qui lui sont imposées, et subir passivement, au gré de celui qui la dirige, les inflexions quelconques qui lui sont imposées.

Le sujet suggestionné est donc ainsi expérimentalement actionné par l'incitation d'une volonté extérieure qui se substitue à la sienne, qui le fait penser, sentir et agir comme si c'était lui-même qui entrait en action, et cela, — sans la moindre conscience de ce qui se passe, sans aucun souvenir persistant au réveil et, par conséquent, sans la moindre responsabilité !

CARACTÈRES GÉNÉRAUX DES SUGGESTIONS PHYSIOLOGIQUES

La suggestion hypnotique, malgré ce qu'elle peut avoir d'étrange pour celui qui l'étudie pour la première fois, n'est pourtant pas un phénomène nouveau pour l'organisme, et, ainsi que vous allez le voir, elle constitue en réalité un phénomène psychique normal, amplifié, il est vrai, par l'état hypnotique, et ayant ses racines mêmes dans l'évolution naturelle de l'activité mentale.

En hypnotisme comme en bien d'autres choses, on peut répéter : *Nihil novi sub sole.* — Vous allez voir en effet combien les phénomènes suggestifs sont fréquents dans la vie courante, combien dans le cours d'une journée nous subissons et nous pratiquons alternativement une série de suggestions inconscientes.

Est-ce que le professeur qui vous parle, l'orateur qui suscite chez son auditoire des émotions sympathisant avec les siennes, — est-ce que l'ami qui vous écoute et vous donne des conseils n'opèrent pas sur vous de véritables suggestions? — Ne sont-ce pas là en réalité, dans le sens strict du mot, de véritables incitations irradiées du cerveau d'autrui qui s'implantent dans notre esprit et s'imposent à notre Personnalité ?

N'est-ce pas encore par suggestion que procède le journaliste qui dirige, comme il s'en vante, l'esprit public ? — Son rôle ne consiste-t-il pas à servir tous les matins en pâture à ses abonnés une série d'idées *à lui*, toutes faites, toutes préparées, des clichés à effet, qui deviennent ainsi l'aliment nécessaire à tous ceux qui se nourrisssent de sa prose, qui suivent ses idées et qui au moment du vote sont orientés dans un sens voulu par lui ? — Ces affiches multicolores qui s'étalent sur les murs, ces prospectus de toutes espèces qui nous annoncent sous les formes les plus cauteleuses les produits merveilleux de telle ou telle industrie, les panacées qui guérissent tous les maux, ces programmes mirifiques de candidats adressés à leurs électeurs, ne sont-ce pas autant de suggestions répétées qui s'adressent d'abord à la vue et finissent fatalement par pénétrer jusqu'à l'esprit?

Partout vous retrouverez la trace de suggestions données et reçues, soit qu'il s'agisse de choses scientifiques, littéraires et artistiques; — il y a toujours, dans chaque domaine de l'activité humaine, des individualités plus fortes, un *maître*, comme on dit, qui a ses idées à lui et qui suggestionne ceux qui n'en n'ont pas. — L'activité du cerveau de ce maître, pourvue d'un rayonnement plus puissant, illumine l'obscurité du cerveau de ceux qu'il captive et lui communique ses propres vibrations. — Ils disent à ceux qui les écoutent ce qu'il faut de confiance accepter ou refuser. Ils donnent le ton dans le domaine qu'ils se sont créé et où ils fascinent leurs créatures. Et c'est ainsi qu'ils font et défont les réputations et dirigent les foules aveugles et inconscientes, incapables de réflexion. — Vous connaissez tous plus ou moins ces fameux critiques d'art, qui tous les ans au moment des Expositions de peinture suggèrent au public idolâtre les objets d'art (de leurs amis) qu'il convient particulièrement d'admirer ou de dénigrer. — Vous savez tous plus ou moins combien l'estampille officielle, la récompense académique est une puissante suggestion auprès des foules ineptes qui s'inclinent devant la valeur qu'elle donne à une œuvre ? — N'y a-t-il pas certains salons *select* qui donnent ordinairement la note du bel esprit, et dont les arrêts en matière de littérature, d'arts et de belles manières, sont généralement écoutés ? — Enfin vous parlerai-je des caprices de la mode, ce confluent général de toutes les suggestions? — On les retrouve partout, dans les costumes civils et militaires, dans les ameublements ; les fleurs même n'en sont pas exceptées; — la Flore de nos jardins n'est plus à la mode de celle d'il y a trente ans — et il en est de même de tous ces mille riens de la vie civilisée qui nous entourent, qui sont en faveur et qui se démodent sans qu'on sache pourquoi. Partout, en ces matières, vous trouverez toujours les mêmes incitations latentes aveuglément suivies, parties d'une volonté autorisée qui dicte souverainement ses arrêts et se trouve écoutée de tous ceux qui se sentent nés pour être ses serviteurs.

Partout donc où vous porterez vos regards, à tous les degrés de l'échelle sociale, vous trouverez, dans tous les temps, dans tous les pays, les mêmes enchaînements d'actes suggestionnés, les mêmes effets de la captation de l'homme par l'homme. — Qu'il s'agisse de l'homme considéré comme unité ou comme collectivité, ce sont les mêmes lois fatales qui sont appliquées, et vous verrez que partout c'est toujours le plus fort qui actionne la conduite du plus faible.

Et, dans ce domaine spécial d'études psychologiques, n'êtes-vous pas, Messieurs, surpris de retrouver la confirmation de cette féconde loi de la sélection naturelle si bien formulée par Darwin? — C'est celui qui est le mieux doué, celui dont les aptitudes à la combativité sont le plus énergiques, qui se trouve amené à devenir un de ces *maîtres* dont nous avons parlé, et à suggestionner et à diriger ses semblables dans tel ou tel département où il exerce son influence locale. — Véritable hypnotiseur social, l'homme supérieur devient fatalement un chef de groupe qui donne son mot d'ordre à ses fidèles, le leader des assemblées qu'il fascine par son éloquence. Et tous ses fascinés inconscients, *proni in servitutem*, l'acclament, vivent de sa parole, et se sentent satisfaits d'être ainsi dirigés.

Voilà, Messieurs, le premier terme du problème de la suggestion sociale, voilà comment se crée, en raison de sa meilleure constitution organique et de ses plus grandes richesses d'énergies natives, le type de ces *manieurs* d'hommes qui, de tout temps, ont fait et font encore, sans le savoir, de l'hypnotisme social.

Le second terme, la partie complémentaire, le théâtre où l'acteur joue son rôle, je vous en ai déjà parlé à propos du somnambulisme, — c'est la *crédivité*.

Sans elle, le rôle de l'hypnotiseur ne saurait rien,

c'est elle qui lui sert de tremplin et de champ d'exploitation où vont se développer les facultés multiples de son activité. C'est là qu'il va trouver — l'acquiescement spontané, — la soumission convaincue, l'enthousiasme à un moment donné et l'assimilation de ses idées. C'est là, dans cette matière malléable, propice à la fascination, qu'il va pouvoir à son gré jeter ses impulsions bonnes ou mauvaises, et créer en sa faveur ce qu'on appelle si complaisamment les courants naturels de l'opinion publique.

L'hypnotiseur et les hypnotisés s'attirent donc et se complètent l'un l'autre, comme le moissonneur et le champ qu'il ensemence, — comme le chasseur et le gibier qu'il poursuit, — et la trame de notre vie quotidienne ainsi comprise dans son mécanisme intime, à nous tous en particulier aussi bien que celle des peuples, ne se résume-t-elle pas à n'être qu'un enchaînement de suggestions alternativement données et reçues.

Sans insister plus longtemps, Messieurs, sur les considérations de psychologie sociale qui dérivent si naturellement de l'étude physiologique de la suggestion hypnotique, permettez-moi de vous faire remarquer combien ces captivantes questions sont capables d'avoir un retentissement direct dans un autre milieu que notre milieu médical. — Elles vous initient incidemment aux secrets mobiles qui dirigent la conduite de l'homme en particulier, et par extension à ceux qui président au gouvernement de la collectivité humaine. — Et, au milieu de ces problèmes nouveaux qui surgissent à ce sujet, au milieu de ces mystérieuses affinités qui dirigent les actions des hommes, vous n'êtes pas sans reconnaître avec étonnement, comme moi, combien sont précaires les conditions qui sont faites à la liberté humaine et à la spontanéité de l'esprit, sans cesse actionnées par l'intervention plus ou moins récente et plus ou moins directe de la parole d'autrui !

SYMPTOMATOLOGIE

CARACTÈRES GÉNÉRAUX DES SUGGESTIONS HYPNOTIQUES

C'est dans la période de somnambulisme que les phénomènes suggestifs se développent avec le plus d'intensité et dans cet état ils dérivent toujours d'une incitation verbale. C'est par la porte des impressions auditives que les suggestions sont transmises à l'entendement, et c'est par l'expression verbale qu'elles sont répercutées au dehors; — elles sont sonores et tout à fait différentes de tout ce groupe de suggestions silencieuses que nous avons vu se développer dans la période précédente de catalepsie par le concours exclusif des impressions visuelles sollicitant dans le *sensorium* des émotions gaies ou tristes, suivant qu'on présentait au sujet des images gaies ou tristes.

Les suggestions sont simples ou complexes.

Elles sont récentes, passagères ou à échéances fixées à l'avance (1).

1° Les suggestions simples que l'on donne au sujet

(1) Au point de vue de la dynamique du cerveau, les suggestions représentent sous une forme expérimentale et passagère, certains troubles que l'on rencontre dans le domaine de la pathologie mentale.

Elles se révèlent soit sous forme d'illusions ou d'hallucinations sensorielles et viscérales, soit sous forme de véritables délires passagers, soit sous encore forme d'actes impulsifs. Et il est curieux de constater, au hypnotisé une fois qu'il est en période de somnambulisme lucide se révèlent avec les mêmes caractères propres aux illusions ou aux hallucinations. — Ainsi on dit à un sujet qu'il est dans un jardin, il prend une parole pour une réalité, il se croit dans ledit jardin et cherche à cueillir des fleurs imaginaires. On lui dit qu'il est près d'un cours d'eau, on éveille ainsi des idées associées ; il veut pêcher, se baigner, aller en canot, etc.

S'agit-il du sens de la vue ? — A la volonté de l'hypnotiseur et sur sa simple parole chaque objet présenté peut devenir chez le sujet le point de départ d'une fausse appréciation.

Je lui présente un porte-plume par exemple, et je lui dis : Ceci est un sucre d'orge ; il met le porte-plume dans sa bouche. — Je lui dis encore : Regarde, j'ai le nez en argent, mes cheveux sont bleus; il examine, a l'air de douter et, à ma seconde affirmation, il voit les choses telles que je veux qu'il les voie. — Je fais devant lui avec ma main un mouvement simulant la reptation d'un reptile, et sans prononcer aucune parole, il croit voir un reptile qui s'avance vers lui, et recule effrayé : c'est encore une illusion provoquée. — Il croira voir telle personne placée à côté de lui saigner du nez. Si vous lui dites que cela est, il va chercher de l'eau fraîche et tamponnera le nez. — Vous pourrez à volonté faire la transposition de telle ou telle couleur. Présentez-lui un papier jaune en lui disant que c'est un papier bleu, il dira comme vous. — Dites-lui en lui faisant lire une phrase qu'il ne verra pas telles lettres, il ne voit pas les lettres en ques-

point de vue de la physiologie rationnelle des actes psychiques, comment, à l'aide de ces simples procédés expérimentaux, il est possible de développer dans le cerveau des hypnotisés de véritables représentations éphémères de la folie qui jettent un jour tout nouveau sur les conditions pathogéniques de ses manifestations.

tion et opère la lecture d'une façon incomplète. — Présentez-lui une colonne d'addition de chiffres en lui disant de ne pas voir tel ou tel chiffre, il posera le total, défalcation faite des chiffres qu'il ne doit pas voir. — On peut dire ainsi donc à un sujet suggestionné de ne pas voir, au réveil, de ne pas reconnaître telle ou telle personne de son entourage, et cette *suggestion négative* peut durer un temps indéterminé.

Voici un exemple.

Esther est arrivée hier dans mon service, dans un état d'abattement et de dépression profonds, avec la figure décomposée, les yeux renfoncés et une grande sensation de refroidissement; elle me raconte qu'à la suite d'une suggestion qui lui a été donnée par une personne dont elle ne peut pas se souvenir elle est tombée dans cet état là pour avoir avalé un gramme de chlorhydrate de morphine.

Une personne de son entourage prise, dit-elle, de jalousie envers elle, lui a suggéré que pour se guérir de sa funeste habitude de se faire des piqûres de morphine il fallait prendre tout d'un coup une forte dose du sel en question. Elle lui a donc donné un gramme de chlorhydrate de morphine qu'Esther suggestionnée, deux heures après son réveil, a bu incontinent dans une tasse de lait suivant la prescription. Il est à noter que ladite personne paraissait avoir une idée précise des phénomènes hypnotiques; craignant d'avoir à subir de la part d'Esther une vengeance ou une revendication quelconque, elle lui aurait dit : « — Quand tu seras réveillée, si je suis à côté de toi ou dans ton entourage, tu ne me reconnaîtras pas, et tu ne garderas aucun souvenir de ce que je t'ai dit et fait. » Voilà ce qu'Esther raconte : toujours est-il qu'elle a avalé par suggestion post-hypnotique un gramme de chlorhydrate de morphine, et, comme la dose était assez forte, elle l'a vomie en partie. Elle n'a conservé de cet incident qu'un état de dépression et d'abattement profond. — J'ai cherché à en savoir plus long en la mettant en état de somnambulisme, dans la période analogue à celle où elle avait été suggestionnée. Eh bien ! dans cette situation, elle m'a bien raconté la scène de la provocation à prendre de la morphine, le moment où elle a avalé cette morphine, et sur la question de savoir quelle était la personne qui lui avait donné cette suggestion, elle m'a itérativement répondu qu'elle ne savait qui c'était, et qu'elle était incapable de pouvoir la reconnaître, même si cette personne était présente devant elle (suggestion négative).

L'an dernier, la même Esther fut encore l'objet d'une suggestion désagréable. — Un jour un monsieur se présente chez elle, il lui parle et veut l'endormir, elle résiste, mais ce monsieur portait à la main un gros brillant sur lequel les yeux d'Esther se fixèrent malgré elle et elle tomba immédiatement en léthargie. — Elle ne sait ce qui se passa alors, seulement elle qui avait l'habitude de venir tous les matins à la Charité se faire hypnotiser à propos des crises hystéro-épileptiques dont elle était encore tourmentée, cessa de venir pendant trente jours. Étonné de son absence je ne savais à quelle cause l'attribuer, lorsqu'à un moment donné, je la vis arriver dans mon service toute joyeuse en me disant : Monsieur, le charme est rompu, on m'avait donné la suggestion de ne pas venir à la Charité pendant trente jours, et pendant tout ce temps il m'a été impossible de venir vous voir pour me faire hypnotiser. Je me suis présentée plusieurs jours à la porte de l'hôpital, et toutes les fois que je voulais entrer, je me sentais comme attirée en arrière par ma jupe et il m'était impossible de franchir le seuil. Maintenant c'est fini, et c'est pour cela que je reviens vous voir. — Jamais elle n'a pu me dire le nom de la personne qui l'avait ainsi suggestionnée; à partir du moment où l'inconnu a fait étinceler devant elle l'éclat de son diamant elle a perdu connaissance sur ce point. L'inconnu est resté pour elle une des nombreuses énigmes dont la vie des sujets hypnotisables est plus ou moins remplie et qui constituent un des chapitres les plus saisissants de la vie sociale de notre époque.

2° La sensibilité, dans ses différents modes, éteinte par le fait même de l'état somnambulique, peut néanmoins être modifiée par suggestion au moment du réveil ; ainsi, on peut dire à un sujet : « Quand tu te réveilleras, tu seras complètement paralysé de la sensibilité du côté gauche ou du côté droit, soit dans telle ou telle zone cutanée, et tu ne sentiras ni les brûlures ni les piqûres qu'on te fera sur ce point. » — On peut encore donner aux sujets en pleine période de somnambulisme la suggestion qu'ils ont la peau chaude ou froide. Dans le premier cas, par association d'idées, ils se découvrent, veulent se déshabiller et aller se baigner; dans le second, ils grelottent, accusent des sensations de froid et réclament des vêtements chauds.

Le sens de l'ouïe peut être aussi suggestionné d'une certaine manière; on peut créer ainsi chez les sujets de véritables hallucinations auditives ; — ainsi, je vous présente un sujet, Jeanne, que j'endors ; je lui donne la suggestion d'entendre dans dix minutes le son de cloches imaginaires qui viendront frapper ses oreilles, et vous verrez que dans dix minutes elle se réveillera toute seule, sous l'influence de cette hallucination auditive que j'ai provoquée.

3° Pour le sens de l'odorat, on peut provoquer des illusions sensorielles aussi variées que précises. — Ainsi, chez un sujet, je fais passer sous les narines un flacon d'ammoniaque, et je lui dis que c'est de l'eau de Cologne. L'illusion est complète, et il acquiesce à ce que je lui dis : de même pour toutes autres substances à l'aide desquelles on peut modifier à son gré les facultés olfactives.

Même perturbation pour le sens du goût : vous avez vu, dans une série d'expériences précédentes qui ont passé sous vos yeux, que j'ai donné à Esther un petit morceau de papier découpé en forme de pastille ; je lui ai dit que c'était une pastille de menthe, elle l'a avalée comme telle, et même a ajouté qu'elle avait un goût un peu fort. — C'est ainsi que, par cette voie de la suggestion, on peut faire faire au sujet des repas copieux et lui servir idéalement tous les plats dont sa fantaisie s'inspire et qu'il trouve délicieux.

4° Les manifestations de la motricité n'échappent pas à cette situation nouvelle dans laquelle ont été placées celles de la sensibilité. Ce que l'on fait d'un côté, on peut le répéter de l'autre, et si, dans le domaine des phénomènes sensitifs, on peut artificiellement éteindre la fonction, dans le domaine de la motricité, on peut déterminer des phénomènes similaires, des paralysies.

Le sujet étant en somnambulisme, on lui dit par exemple : tu vas avoir le bras paralysé, ou bien la jambe, ou bien la langue, et suivant telle ou telle injonction, vous voyez le sujet être frappé immédiatement d'une paralysie motrice du bras. Il ne peut plus en faire aucun usage, et ce bras retombe inerte ; — de même pour la jambe, il ne peut se porter et demande à être assis, et enfin, si vous indiquez la langue, vous le voyez instantanément frappé de l'impossibilité d'articuler aucun son, demeurer la bouche béante, proférant des bruits gutturaux et témoignant avec son regard irrité, avec ses mains qui se portent à ses lèvres, l'angoisse profonde et l'état pénible dans lesquels il a été expérimentalement placé.

5° L'action des suggestions sur les phénomènes de la vie végétative, par l'action des nerfs vaso-moteurs, est une des surprises les plus extraordinaires que ce genre d'études ait révélé aux expérimentateurs. — N'est-ce pas là, en effet, un des phénomènes les plus étranges que de voir un sujet suggestionné répercuter sur tel ou tel département de sa vie viscérale les incitations suggestives communiquées à son insu par quelqu'un qui n'est pas lui?

Tous les auteurs qui se sont occupés de ces questions là ont tour à tour signalé des observations qui ont sollicité, de la part des lecteurs, un scepticisme des plus complets, et cependant — force est bien d'admettre certains faits entourés de garanties sérieuses et dont les témoignages réitérés se vérifient journellement; je sais bien que tous les sujets ne sont pas sensitifs au même degré, qu'ils ont besoin de subir un certain entraînement, mais cette période d'entraînement étant acquise, on peut arriver à constater très nettement l'influence d'une suggestion dans le domaine des phénomènes de la vie végétative.

Ainsi, je vais vous présenter un sujet, actuellement en traitement dans mon service pour des convulsions épileptiques que nous arrivons à amender peu à peu; — eh bien! — ce garçon était habituellement constipé, et hier matin, en venant se faire hypnotiser, il nous dit que la veille il avait pris inutilement un purgatif qu'on lui avait administré contre une constipation datant de dix-sept jours, avec ballonnement du ventre. — Nous l'endormons comme d'habitude par le miroir tournant, et avant de le réveiller, nous lui donnons la suggestion aussitôt après son réveil d'aller à la garde-robe ; l'effet ne se fit pas longtemps attendre ; au moment du réveil, au lieu d'être comme à l'ordinaire calme et la figure épanouie, il ouvre démesurément les yeux, la figure contractée, se sent pris, dit-il, de violentes coliques, et se précipite aux cabinets ; l'action suggestive, comme vous le voyez, a été aussi immédiate qu'effective.

Je puis vous faire voir encore une autre jeune fille, Marguerite, atteinte d'accidents hystéro-épileptiques et actuellement en traitement : cette jeune fille nous dit ces jours-ci qu'elle a une suppression de règles depuis deux mois, et qu'on a fait inutilement différentes tentatives pour les rappeler. — Nous l'endormons un matin de la semaine dernière, et en période de somnambulisme, nous lui donnons la suggestion d'avoir ses règles ; le lendemain matin, cette jeune fille descend dans mon laboratoire pour me dire qu'elle se trouve fatiguée, et que ses règles ont apparu la veille au soir sans la moindre douleur.

Enfin, je vous citerai encore comme un fait d'observations personnelles celui-ci, qui dénote l'influence prépondérante que l'action suggestive peut avoir sur certains tissus par l'intermédiaire des voies circulatoires.

Chez une jeune femme de vingt-deux ans, n'ayant pas eu d'enfant, très entraînée, très sensible aux réactions hypnotiques, voulant me rendre un compte exact des limites possibles de cette action, j'eus l'idée de lui donner la suggestion d'avoir un gonflement des glandes mammaires, et d'arriver à produire expérimentalement la lactation ; pendant plusieurs jours de suite, j'endor mis cette jeune femme, et je la soumis à cette sugges tion répétée. Si je n'arrivai pas à la conclusion terminale que j'avais en vue, la lactation expérimentale, j'obtins néanmoins des résultats excessivement significatifs ; — je constatai, en effet, l'augmentation en volume progressif des glandes mammaires, puis la coloration brunâtre de l'aréole, avec turgescence du mamelon, et enfin, au bout de quelques jours, l'écoulement par le mamelon d'un liquide séreux qui tachait les linges en contact, comme l'empoix. — Je n'ai pas pu pousser l'expérience plus loin à cause de l'état de malaise ressenti par la malade, à cause de la tristesse profonde dans laquelle elle était plongée ; et j'ai dû interrompre à moitié chemin, par commisération pour son état de souffrance morale.

Ces faits, Messieurs, que je vous rapporte, dont j'ai été témoin et auteur en même temps, nous portent à admettre, ainsi que tous ceux qui sont répétés par les auteurs, que l'innervation vaso-motrice n'est pas en dehors des incitations suggestives, et qu'en dirigeant méthodiquement telle ou telle suggestion dans telle ou telle circonscription, on peut amener artificiellement des hyperhémies passagères, et peut-être des ischémies transitoires ; c'est ainsi, par ce mécanisme, qu'on peut se rendre compte de différentes rougeurs diffuses apparaissant sur les téguments ou sur les extrémités, et de ces stigmates qui pendant si longtemps ont été considérés comme des phénomènes appartenant à un ordre de choses surnaturelles (1).

(1) *Des hémorrhagies cutanées par auto-suggestion dans le somnambulisme provoqué*, par le Dr Mabille. Progrès médical, 27 août 1885.

Modification du système des battements du cœur par la suggestion chez un sujet hynoptisé (*Soc. Biolog.*, août 1884).

6° *Suggestions négatives.* — Dans ce domaine des suggestions, si fécond en surprises, je dois encore vous entretenir d'une série de faits qui présentent un certain intérêt, qu'on désigne sous la dénomination de *suggestions négatives*.

Dans l'ordre des opérations de l'esprit, on peut artificiellement déterminer de véritables anesthésies expérimentales, en vertu desquelles le sujet suggestionné ne voit pas telle ou telle personne ; — ainsi, de même qu'à un moment donné, dans la sphère des phénomènes moteurs, on peut lui dire qu'il va être frappé d'impotence motrice, qu'il ne pourra plus remuer sa main, par exemple, — de même dans le domaine des phénomènes intellectuels, on peut partiellement sur tel ou tel point, le frapper d'impotence fonctionnelle ; on peut lui dire : « Nous sommes ici douze messieurs, et quatre dames ; eh bien ! à ton réveil, tu ne verras pas les dames, tu ne les connaîtras pas ; » et, pour vérifier l'expérience, vous découpez douze petits carrés de papier, en disant au sujet de donner un carré de papier à toutes les personnes présentes, et vous verrez, que le sujet, sans se tromper, dis-

Rougeurs érythémateuses produites sur la peau d'un sujet hypnotique par le contact de l'or (Gazette des hôpitaux, mars 1888).

Voir les troubles de la circulation centrale et périphérique, ainsi que les troubles respiratoires produits à l'aide de tubes contenant différentes substances, dans mon travail sur la sollicitation expérimentale des émotions.

Bernheim. *Ralentissement et accélération du pouls.* Influences de la circulation vaso-motrice, rougeurs, vésicatoires, hémorrhagies par suggestion. — *De la suggestion*, page 174, 1886, Paris.

Dumont-Pallier. « La suggestion peut produire une action vaso-motrice, caractérisée par une élévation de température de plusieurs degrés centigrades, et cela pour des régions limitées à volonté. Peut-être n'existe-t-il entre l'élévation locale de la température et la production des phlyctènes, d'ecchymoses, d'hémorrhagies, que des degrés d'action de la suggestion. » — Conclusions d'une note présentée à l'Académie des Sciences, 20 juillet 1885.

tribuera les carrés de papier aux messieurs seuls, et que pas un seul ne sera donné aux dames.

Vous pouvez lui dire pareillement que dans cet amphithéâtre tout le monde a disparu, qu'il n'y a plus personne, et, à son réveil, il vous parlera comme s'il était seul avec vous. — Vous pouvez encore lui faire additionner des colonnes de chiffres dans lesqu'elles on lui dira de ne pas voir tel ou tel chiffre qu'on aura placé intentionnellement, et il fera les totaux en conséquence ; — vous lui direz de copier telle ou telle ligne d'un livre, dans lesquelles vous lui suggérez de ne pas voir telle ou telle lettre, et il écrira sans voir la lettre.

7° Les sentiments affectifs n'échappent pas non plus à ces influences fatales qui gouvernent la vie des éléments nerveux; ils peuvent aussi à leur tour être envahis par des suggestions et être artificiellement orientés dans une direction nouvelle. Ainsi, j'ai vu une de mes anciennes malades de la Salpétrière subir les influences d'une suggestion qui lui avait été donnée d'aimer par exemple le garçon d'amphithéâtre ; — cette malheureuse jeune fille était toute contristée du rôle involontaire qu'elle jouait ; elle se sentait attirée dans cette direction, elle sortait à des heures spéciales pour voir le garçon sans lui parler, et pendant plusieurs jours nous assistâmes à ses allées et venues réitérées qui trahissaient malgré elle les impulsions aveugles qui la mettaient en action (1). Chez d'autres sujets on peut artificiellement provoquer des attractions qui développent des sympathies passagères. — J'ai pu ainsi chez deux jeunes femmes, profondément jalouses l'une de l'autre, après les avoir hypnotisées simultanément, leur donner la suggestion d'être sympa-

(1) C'est la répétition de l'ancienne légende des philtres amoureux.

thiques. La scène se passa suivant mon désir, et ces deux personnes, qui au début de la séance se lançaient des regards courroucés, furent peu à peu rapprochées et toutes deux étant en période de somnambulisme épanchèrent leurs sentiments et firent vœu de vivre en complète communion d'idées et de sentiments. Au sortir de la séance elles étaient très sympathiquement unies. — Je dois ajouter que ce n'est là qu'une simple tentative éphémère, et comme il faut compter toujours avec le *varium et mutabile* du cœur humain, j'ai appris bientôt qu'au bout d'une semaine le charme était rompu et que les instincts antipathiques naturels avaient réapparu.

Suggestion mentale. — Dans les exemples que je viens de vous citer, vous venez de voir que l'inflexion de l'esprit de l'hypnotisé dans une direction donnée s'effectue principalement par l'intermédiaire de la parole d'autrui. — C'est la parole humaine, c'est l'accent phonétique qui actionne la mise en mouvement de l'hypnotisé. C'est là un phénomène normal de la vie cérébrale qui s'opère d'une façon identique soit à l'état normal, soit à l'état pathologique.

Mais à côté de ces phénomènes qui s'exercent ainsi à l'aide de procédés usuels, il en est une série d'autres d'une nature toute spéciale sur lesquels je désire m'expliquer devant vous, pour bien vous exposer ma pensée au sujet de ce mot *suggestion*, lequel, interprété en divers sens par plusieurs auteurs, ne fait que jeter la confusion dans les esprits : je veux parler de la *suggestion mentale*.

Vous rencontrerez en effet certaines personnes plus ou moins amies du merveilleux qui vous raconteront qu'elles ont été témoins de véritables transmissions mentales silencieuses de l'hypnotiseur à l'hypnotisé sans avoir recours à la parole. — Elles admettent donc qu'entre l'hypnotiseur et l'hypnotisé il s'établit un courant sympathique en vertu duquel le premier impressionne le second et lui communique silencieusement soit une pensée, soit une émotion, soit une injonction. Le phénomène suggestif s'opérerait ainsi, comme vous le voyez, par un procédé tout à fait extraphysiologique et en dehors des moyens habituels de la communication de l'homme à l'homme.

J'avoue, quant à moi, avoir été fortement surpris quand on m'a fait le récit de pareilles expériences et, quelle que soit la sincérité des personnes qui me les ont racontées, je ne puis les accepter que sous toutes réserves. J'ajouterai encore, comme conclusion sur ce point spécial, qu'à plusieurs reprises, sur des sujets dissemblables, j'ai tenté de provoquer ces curieux phénomènes de transmission mentale de ma pensée, et, même chez les sujets les mieux entraînés et les plus sensibles, je n'ai jamais pu réussir à obtenir un résultat quelconque. Mes sujets interrogés par moi pourquoi ils ne répondaient pas à mes pensées secrètes me répondaient toujours sans broncher : « Comment voulez-vous donc que je réponde à une pensée que vous ne me communiquez pas ? »

CARACTÈRES DES ACTES SUGGESTIFS

Les actes accomplis par les sujets suggestionnés empruntent à l'état du cerveau qui les accomplit un cachet spécial de niaiserie et de brutalité tout spécial.

L'individu suggestionné, en effet, au point de vue mental, a perdu tout discernement ; il est dans une sorte de démence transitoire, il a perdu le sentiment de l'absurde. — Il accepte comme vraies les plus grandes absurdités et il met pareillement à exécution les incitations les plus ineptes. Ainsi, on dira à un suggestionné : « Tu vas aller embrasser telle statue ; tu vas aller t'asseoir dans ce coin et tu éternueras trois fois ; tu vas introduire tes deux pouces dans ta bouche et garder ta bouche cinq minutes ouverte, etc... » Toutes ces actions niaises sont accomplies machinalement, sans la moindre réflexion, comme s'il s'agissait d'actions purement réflexes.

2° Les actes des suggestifs, ai-je dit, sont brutaux et violents, et c'est encore là un des caractères les plus intéressants qui rapprochent ces sujets hypnotisés des véritables aliénés.

On sait, en effet, avec quelle violence extrême, et je dirais même quelle rapidité, les aliénés hallucinés mettent à exécution les impulsions irrésistibles dont ils sont tourmentés ; ils se précipitent aux portes qui s'ouvrent devant eux ; ils s'esquivent avec une prestesse et une agilité sans égale ; chez eux les activités motrices acquièrent d'autant plus de force et d'agilité qu'elles ne sont plus influencées par la Personnalité consciente plus ou moins en période de torpidité.

Chez les sujets suggestionnés, vous serez surpris de la brusquerie des mouvements, de l'intensité de leurs élans et de la prestesse avec laquelle ils vont atteindre une personne qu'on leur a désignée, en éloignant d'un coup d'épaule ou d'un revers de main rapide les assistants interposés qui veulent faire obstacle à leur élan. — Ainsi, chez les sujets qui, sont l'objet de la prise du regard, ceux d'entre vous qui dans ces circonstances, ont interposé entre le regard du sujet et leurs yeux, leur main comme un écran, savent avec quelle brusquerie les sujets, même de complexion faible, cherchent à abaisser les mains qui font obstacle, pour récupérer le contact de l'œil qui les fascine. — Dans les mêmes expériences, on sait encore que le sujet fasciné, lorsqu'on lui tourne le dos, fait pivoter avec violence sur elle-même la personne avec laquelle il est en prise de regard. — Ces caractères de violence et de hardiesse inconscientes sont le *criterium* le plus réel qui exprime l'état spécial de suggestion dans lequel est plongé le sujet en action.

J'ajouterai encore, comme caractère diagnostique, qu'au moment où un processus suggestif est en voie d'exécution, l'individu est frappé d'anesthésie transitoire ; quand on examine, à ce moment, une partie du tégument cutané, on constate presque constamment que la peau est insensible.

Il est encore un point à noter, très intéressant, dans l'évolution des phénomènes suggestifs : c'est que tous les sujets ne sont pas aptes également à perpétrer l'acte incriminé.

S'il en est un certain nombre doués d'un état mental spécial, qui accomplissent l'opération de point en point, comme une véritable machine qui déroule ses ressorts automatiques, il en est d'autres au contraire qui, au début, acceptent volontiers facilement les incitations qu'on dépose en eux, mais qui, au moment décisif, deviennent hésitants et incapables d'accomplir le dernier acte.

Ainsi, je pourrai vous faire voir un sujet, un homme énergique, auquel je donnerai la suggestion d'aller donner un coup de couteau dans le dos à telle personne que je lui désignerai dans cet amphithéâtre ; il le fera avec une précision de machine en mouvement, et en s'avançant vers la victime il la frappera avec d'autant plus de force et d'énergie que ses facultés conscientes seront anéanties.

Vous verrez par contre d'autres sujets, une femme, Mlle V....., qui promettra d'accomplir un assassinat fictif, qui saisira le couteau imaginaire sous forme d'une feuille de papier que je lui remettrai entre les mains, et qui, au moment de donner le coup terminal, hésitera, sera saisie d'un ébranlement émotif subit, et retombera inerte à terre, en plein état léthargique, sans avoir rien pu faire.

Une fois l'objet de la suggestion atteint, et suivant que l'objectif a été plus ou moins capable d'ébranler les scrupules latents du suggestionné, le sujet, comme épuisé par l'effort et la contention qui s'est opérée en lui, tombe subitement à terre, foudroyé en quelque sorte, en période de léthargie. — Ce fait se manifeste ordinairement lorsqu'on lui a inculqué d'accomplir soit un assassinat, soit un vol, ou une action quelconque qui bouleverse plus ou moins profondément sa sensibilité.

Mais lorsque on lui donne des suggestions anodines, — d'aller chercher un chapeau dans une chambre, — d'aller embrasser une statue, etc., ces suggestions sont accomplies la plupart du temps d'une façon aisée et régulière.

ÉTAT MENTAL DES SUJETS SUGGESTIONNÉS

Ce que je viens de vous dire, Messieurs, s'adresse principalement aux sujets que l'on suggestionne et qui exécutent soit séance tenante, soit à bref délai, les incitations dont ils ont été chargés; mais à côté de ces cas il est toute une autre série de faits des plus curieux qui constituent les suggestions à échéance.

Le sujet, dans ces circonstances, au moment où il était en période de somnambulisme, a été suggestionné; certains groupes de cellules du cerveau ont subi l'influence suggestive et sont restées dans une orientation donnée. — Le réveil a eu lieu, le sujet a repris conscience du monde extérieur, il va, il vient, et cependant une partie de lui-même est restée en dehors du réveil général et continue à conserver la trace de l'ébranlement occulte qui lui a été communiqué. On voit donc se passer ici ce phénomène étrange d'un sujet en apparence sain, régulier, et qui néanmoins est chargé d'une incitation emmagasinée qui, comme une pièce explosive, doit éclater à un moment fixé à l'avance.

Quel est donc l'état mental de ce sujet ainsi transformé dans sa constitution intime? — D'après mes expériences, je suis à même de vous dire que les sujets placés ainsi dans cet état extraphysiologique gardent au fond d'eux-mêmes un certain degré de malaise *sui generis*, et ce malaise transpire au dehors sous des apparences plus ou moins accentuées, suivant que leur sensibilité intime est plus ou moins en jeu. Lui donne-t-on, par exemple, à une échéance de huit jours, la suggestion d'aller porter un paquet à tel ou tel endroit, il en est peu ému et son humeur n'en est pas modifiée. Mais lui donne-t-on la suggestion de faire ou de ne pas faire quelque chose qui le touche à fond, alors on assiste à un changement d'humeur tout à fait caractéristique.

J'avais l'an dernier dans mon service une jeune femme hystéro-épileptique et hypnotisable, Al., qui désirait sortir un jour donné. Précisément, ce jour-là, je désirais répéter sur elle certaines expériences délicates; je lui donnai donc la suggestion de retarder son départ de un ou deux jours, elle accepta volontiers. Mais une fois réveillée, son humeur changea du tout au tout ; elle qui d'habitude était gaie et remplie d'entrain, devint peu à peu triste et maussade ; on lui demandait ce qu'elle avait, elle était incapable de dire quoi que ce soit, — d'où elle souffrait? — elle n'en savait rien ; elle disait seulement, comme disent souvent les sujets de cette espèce, qu'elle avait les nerfs agacés. Le soir, elle refusa de manger ; la nuit se passa presque tout entière en sanglots, et le lendemain, à la visite, la trouvant dans cet état de tristesse profonde, je lui ai réitéré ma question : « Où souffres-tu ? — Nulle part, dit-elle. — Qu'as-tu ? — Je n'en sais rien. — Pourquoi sanglotes-tu ? — C'est plus fort que moi. » En présence de cet état d'exaltation émotive dont je connaissais les origines, je fis s'opérer un changement immédiat dans son état ; je la mis en période de somnambulisme, dans cette phase d'orientation mentale où elle avait été placée la veille, et je lui dis : « Tu vas sortir aujourd'hui même. » — Au réveil, ce fut un changement soudain dans la physionomie : la joie, l'expansion se manifestèrent, l'obsession poignante avait disparu, et cette jeune femme put ainsi sortir sans garder la moindre trace des mystérieuses incitations qui avaient bouleversé son humeur pendant la nuit.

Dans un ordre d'idées inverse, le sujet accepte volontiers les suggestions gaies qu'on lui donne. J'ai vu une de nos hypnotiques à laquelle j'avais, la veille, donné pour suggestion de venir me trouver dans mon service avec une allure gaie et une physionomie souriante à dix heures du matin. Les personnes qui la virent arriver à neuf heures et demie constatèrent qu'à ce moment-là elle avait son allure et sa tenue normales, et à dix heures précises, on la vit se mettre à rire, presque à chanter, reprendre ses travaux d'aiguille et témoigner une grande satisfaction.

J'ai pour habitude dans ma pratique, au moment où chez mes sujets endormis j'opère le réveil, de leur donner la suggestion d'être gais, contents, et de s'en aller de bonne humeur. C'est un moyen bien simple, je vous le dis entre nous, de contenter vos clients, qui seront toujours ainsi satisfaits de vos soins.

Ceci dit, est-il possible sur un sujet quelconque de pouvoir reconnaître s'il porte en lui une suggestion latente à échéance déterminée?

On comprend l'importance médico-légale de la solution de ce problème, car il est tel ou tel individu qui, connaissant les pratiques de l'hypnotisme, peut donner des suggestions latentes à un sujet déterminé et s'esquiver au moment où la suggestion fera son explosion fatale et prévue par lui. Je crois que, dans certains cas, la chose est possible, et je me suis souvenu, pour arriver à la solution de ce problème, de ce que l'on connaît en pathologie mentale des habitudes d'esprit propres à certains épileptiques. Je vous rappelle en effet qu'il y a un certain nombre d'épileptiques qui, au moment où leurs crises les prennent, dérobent et cachent certains objets, ou commettent certaines actions bizarres; lorsque la crise est finie, ils ont complètement oublié ce qu'ils ont fait, et lorsque la prochaine crise reparaît ils reprennent la série des actes accomplis dans la précédente; si bien que s'ils ont caché un objet quelque part on peut, dans ce second état, leur demander où cet objet a été caché et retrouver sa cachette.

Eh bien! dans l'étude de la recherche des suggestions latentes, on peut répéter artificiellement les mêmes procédés, c'est-à-dire replacer le sujet suggestionné dans les conditions premières où il a reçu l'incitation suggestive qu'il porte en lui-même et dépister ainsi son secret. Ainsi voici un exemple; je donne par exemple à Maria, un samedi, la suggestion d'aller le samedi suivant à trois heures porter un paquet à telle rue et à telle personne. Pendant toute la semaine j'interroge Maria sur ce qu'elle doit faire au samedi désigné : elle me répond invariablement : « Je n'en sais rien et je ne sais pas à quoi vous faites allusion. » Deux jours avant l'échéance, le jeudi, je l'hypnotise de nouveau et je la reconstitue dans la phase de somnambulisme où elle a été en quelque sorte inoculée de la suggestion qu'elle porte ; je l'interroge alors, c'est comme une boîte dont j'ai ouvert le couvercle et qui laisse prendre son contenu. « Où vas-tu samedi, lui dis-je. — Je vais telle rue, telle adresse, porter un paquet à M. X.

Je la réveille, la boîte se referme, et le samedi en question, interrogée encore par moi à deux heures, elle ne savait absolument rien de ce qu'elle allait faire. Le jour indiqué, j'étais présent au rendez-vous, et j'ai vu Maria arriver haletante, comme une personne ayant fortement couru, à trois heures un quart, déposant dans les mains de la personne qui lui avait été signalée le paquet en question, sans rien dire, et quittant la maison pour retourner dans sa famille. — Elle avait ainsi opéré la suggestion comme une machine qu'on tourne, silencieusement, automatiquement, sans avoir conscience de ce qu'elle faisait. J'ai su plus tard, par un renseignement ultérieur, que le samedi en question, aux environs de trois heures, Maria était avec sa mère et sa sœur dans un magasin de nouveautés, en train de faire quelques achats, et que tout d'un coup, subrepticement, elle quitta ses parents, se mit à courir sans proférer aucune parole, et sans indiquer où elle allait.

Je ne sais quel parti on pourra tirer plus tard de cette façon de dépister les suggestions latentes ; néanmoins je vous engage en attendant à en tenir note et, le cas échéant, à utiliser le procédé révélateur dont je viens devant vous d'esquisser la mise en pratique.

CONDITIONS ÉTIOLOGIQUES DES SUGGESTIONS

Les conditions qui permettent de donner des suggestions aux sujets rentrent dans les lois générales qui président aux aptitudes pour l'hypnotisme ; l'âge, le sexe, l'influence de la santé et de la maladie sont les facteurs principaux qui jouent un grand rôle dans leur manifestation.

L'âge doit être placé au premier rang comme aptitude à la réceptivité suggestive, et, à ce point de vue, les suggestions méthodiquement pratiquées peuvent être employées comme un moyen pédagogique rationnel pour diriger l'esprit des jeunes sujets dans une direction donnée.

Le cerveau du jeune enfant est une matière malléable, ductile au gré de celui qui la pétrit. Il est en quelque sorte comparable à l'état cataleptique des muscles qui acceptent sans contradiction les attitudes les plus extraphysiologiques qu'on leur impose. L'esprit du jeune sujet accepte toutes les données, toutes les théories, toutes les idées *à priori* qu'on lui suggère, sans que ses forces de réflexion, annihilées la plupart du temps par la discipline scolaire, se mettent en œuvre. Cette discipline qu'il rencontre ainsi s'impose dès le début, et domine ainsi l'essor de sa Personnalité naissante qui n'a pas encore suffisamment de verdeur et d'énergie pour s'affirmer et réagir. — C'est ainsi que cette dose de crédulité qui forme la naïveté de l'enfance, que l'on respecte comme une qualité de premier ordre, que l'on protège par tous les moyens possibles, constitue par contre un terrain tout préparé pour recevoir les germes bons ou mauvais qu'on lui confie. Ils se développent fatalement dans l'esprit, ils constituent les bases même de toute instruction, ils *s'incarnent* dans l'organisme, et par une sorte de *phosphorescence*, continuent à jeter au loin des lueurs dans la période de notre âge mûr et se prolongent jusqu'à l'extrême vieillesse.

Les suggestions pédagogiques données à l'enfance sont donc les premiers aliments aux dépens desquels son esprit va se nourrir et recevoir cette tournure spéciale qui caractérise les instructions scientifiques, littéraires ou théologiques. — Et, c'est en raison de ces données primordiales, véritables suggestions premières, que l'homme se croit inspiré par ce qu'il appelle son jugement, son expérience personnelle, sa connaissance des choses, alors qu'il ne fait qu'obéir à des suggestions latentes, à des opinions toutes faites qui ne sont que les lointains échos de ce qu'on lui a inculqué dans son enfance, et de tout ce qui lui a été transmis par la tradition!

— Et cela est fatal. C'est la suggestion d'autrui, présente ou passée, qui actionne sous des formes diverses l'esprit des jeunes générations soumises au régime uniforme des établissements scolaires. — Et il faut bien le dire, si ce poids d'une discipline uniforme s'imposant à tout un monde d'écoliers, au nom d'anciennes traditions, à l'immense avantage de régler les indisciplinés et de refréner les natures rebelles aux procédés de culture, il a aussi malheureusement contre lui l'effet déplorable d'éteindre l'originalité individuelle, et, dans une certaine limite, de restreindre les énergies morales et d'émasculer les caractères.

Chez l'homme plus avancé dans la vie, les suggestions, suivant la tournure de son esprit, suivant la fermeté de son caractère, et sa puissance d'originalité, ont plus ou moins de prise. — Il raisonne et discute volontiers.

Mais, plus tard, à l'époque où la sénilité est arrivée, la puissance des suggestions d'autrui reprend son empire sur l'homme affaibli par l'âge. Le niveau des énergies spécifiques s'abaisse, et il retombe dans une seconde enfance. — Les captations de testament, les spoliations d'héritages légitimes dont on voit dans la vie courante de si nombreux exemples, ne montrent-elles pas l'influence de suggestions intéressées sur les esprits séniles ?

Il n'est même pas nécessaire d'arriver aux phases du grand hypnotisme pour produire la suggestion ; l'état de simple fascination suffit, et il est curieux de noter qu'à mesure que les moyens de produire l'hypnose se multiplient, la proportion des sujets suggestionnables augmente d'une manière corrélative.

Actuellement, dans mon service d'hommes, sur une population de trente et un sujets adultes, âgés de vingt à cinquante-cinq ans, j'ai onze sujets, c'est-à-dire un peu plus du tiers de la population mâle, susceptibles d'être hypnotisés par mes miroirs rotatifs et par conséquent de devenir aptes aux suggestions. — J'ai pu ainsi hypnotiser un sujet de cinquante-cinq ans, hémiplégique, et améliorer très notablement son état par suite de certaines suggestions que je lui donnais fréquemment.

Le sexe féminin doit avoir évidemment, en raison des

accidents névropathiques si fréquents auxquels il donne naissance, une part considérable que je n'ai pas encore pu apprécier dans l'évocation des phénomènes suggestifs.

Tout ce que je peux dire c'est que l'intervention des miroirs tournants permet d'étendre beaucoup plus loin le cercle des cas hypnotisables et établit ainsi des bases nouvelles d'appréciation. A l'aide de ce nouveau moyen j'ai pu hypnotiser et par conséquent rendre suggestifs un grand nombre de sujets auxquels on ne pouvait songer à appliquer l'hypno-thérapie ; aux tabétiques par exemple, aux hémiplégiques, aux paraplégiques, aux paralytiques généraux, etc., et à toute une série de troubles nerveux indécis, vagues et mobiles, que l'on rencontre en si grand nombre chez les sujets hypochondriaques et chez tous les névropathiques.

L'état de la santé physique et de la santé morale surtout sont encore des facteurs qui doivent entrer en ligne de compte comme aptitudes à subir les suggestions.

Un sujet débilité par une longue maladie, par le séjour prolongé au lit, par une existence monotone et une absence complète de toute excitation extérieure devient, sans s'en douter, un champ d'action pour les incitations suggestives qui lui sont données. La crédivité augmente d'autant plus que la réaction originale de la Personnalité rétrocède, et c'est ainsi qu'on voit s'opérer par suggestions certaines guérisons inespérées, qui passent volontiers pour des guérisons miraculeuses. — Au point de vue de la réalité des choses, elles ne sont rien moins que des suggestions médicatrices suscitées à des échéances données, comme nous allons en voir des exemples à propos de suggestions données à l'état de veille.

SUGGESTIONS DONNÉES A L'ÉTAT DE VEILLE

Ce phénomène est encore une des particularités les plus intéressantes au point de vue de la psychologie qui nous ait été révélée par les études de l'hypnotisme moderne.

C'est en effet une chose bien curieuse que de voir certains sujets entraînés, il est vrai, pouvoir en pleine vie intellectuelle, en plein état de veille et de conscience, être subitement arrêtés, plongés dans le sommeil hypnotique, soit par une incitation verbale, soit par un geste, etc. ou par la présentation d'un corps brillant.

En voici deux exemples. Je vous présente en ce moment-ci Esther, vous la voyez, elle est vive, alerte et bien éveillée; eh bien! vous allez voir quel étrange changement va s'opérer en elle sous l'influence de l'injonction que je vais lui donner. — Je vais lui dire, en causant simplement à mi-voix, pour fixer les idées : « Nous allons compter jusqu'à six, et une fois arrivée à trois tu t'endormiras. » Ceci dit, elle acquiesce, nous comptons ensemble, un, deux, trois : arrivée à ce chiffre, vous le voyez, ses paupières se ferment et la voilà instantanément en léthargie avec hyperexcitabilité neuro-musculaire. — Notez entre parenthèse, Messieurs, que ce phénomène n'est pas propre au sujet ici présent, vous le retrouverez avec ces mêmes caractères chez tous les sujets hypnotisables. Et voyez ce fait étrange qui, au point devue de l'interprétation psychologique, est un des problèmes les plus curieux qu'on puisse se poser : — voici un sujet qui, en pleine liberté apparente de sa vie mentale, se trouve inopinément, au gré d'un individu quelconque, projeté dans la vie inconsciente et séparé tout d'un coup du monde extérieur avec lequel il était en contact !

Voici un autre exemple de suggestion instantanée à l'état de veille.

Dans ce cas ce n'est pas une suggestion verbale que je donne au sujet, c'est une suggestion silencieuse, si l'on peut dire, amenant pareillement l'état inconscient, subit et impératif, à l'aide d'un mécanisme différent. Ce n'est pas par la voie des incitations auditives que l'arrêt de la vie consciente est produit, mais par la voie des impressions optiques. Voici un sujet qui a fait déjà ici l'objet de plusieurs communications.

D., comme vous le voyez, est un jeune homme bien portant, qui est en pleine possession de ses facultés. Il exerce paraît-il la profession d'avocat, vous l'avez peut-être coudoyé dans la rue tout à l'heure, vous le rencontrerez peut-être vaquant à ses affaires dans Paris, et cet homme bien vivant, je peux instantanément, étant à l'état de veille, le faire passer à l'état inconscient, l'hypnotiser subitement à l'aide de mes deux doigts que je lui présente devant les yeux, et le supprimer instantanément pendant un temps indéterminé de son contact avec le milieu ambiant (Pl. 1, fig. 2 et 3).

Je n'insiste pas sur des exemples semblables, je tenais seulement à vous montrer ce fait excessivement intéressant au point de vue de la psychologie sociale qui vous montre un état mental tout spécial, tout nouveau dans ses manifestations, *la fascination*, en vertu duquel un individu bien portant, en pleine veille, peut subir instantanément l'action d'un de ses semblables, et être placé subrepticement en pleine période d'inconscience et d'irresponsabilité de ses actes.

Dans le même ordre d'idées, il est curieux de constater combien les suggestions à l'état de veille sont fréquentes chez les aliénés et en particulier chez les paralytiques généraux et les alcooliques.

Chez les paralytiques généraux la crédivité est extrême, leur personnalité désagrégée par suite des perturbations profondes survenues dans la texture intime du cerveau est incapable de discernement et de réflexion ; et alors c'est la crédivité qui domine. — Le paralytique croit volontiers tout ce qu'on suggère à son esprit, il accepte les allégations les plus erronées qu'on lui donne ; — si on lui dit qu'il est empereur, prince, président, il ne proteste pas, et dans certains cas prend son rôle au sérieux ; bien des fois il se croit le propriétaire de l'établissement dans lequel il est sequestré, il accepte volontiers d'acheter les maisons qu'on lui propose, les objets d'art dont les vendeurs intéressés exaltent les qualités, et volontiers il dépense sa fortune béatement sous les incitations suggestives qui lui sont fournies par son entourage.

On sait pareillement avec quelle facilité les ivrognes sont crédules et de bonne composition ; quand on sait les prendre convenablement, on peut dans certains cas leur faire prendre telle personne pour une autre, les diriger dans une direction différente de celle qu'ils voulaient suivre, leur faire avaler des substances différentes de celles qu'ils croyent prendre. Ils se comportent comme de véritables aliénés ; la crédivité est égale.

Les persécutés, les hallucinés sont pareillement aptes à subir certaines suggestions. — Dans certains cas, on peut même changer le caractère de leur délire et susciter en eux des conceptions délirantes nouvelles, en appelant leur attention sur certains mots fatidiques qui, chez tous les esprits prédisposés, ont une influence spéciale pour capter leur attention, tels que la police, la franc-maçonnerie, l'électricité, les Jésuites, etc.

Auto-suggestions. — Les sujets hypnotisés, par cela même qu'ils sont sous l'action d'un état mental tout spécial, ou bien même les sujets névropathiques par nature sont aptes à présenter ce phénomène étrange d'engendrer, par une action automatique de leurs cellules cérébrales, de véritables suggestions autogéniques, comme on voit les aliénés engendrer des idées fixes et spontanées. — Tantôt ils vous racontent qu'ils ont fait des rencontres extraordinaires, qu'on leur a fait des propositions étranges, qu'ils connaissent de grands personnages; ou bien ils accusent telle ou telle personne de leur entourage d'avoir répandu sur leur compte des calomnies, de les avoir volé, d'avoir cherché à les déshonorer. — Et tous ces récits sont faits avec un accent de sincérité complète, et si on ne connaissait pas les sujets au point de vue de leur psychologie propre, on serait tenté d'ajouter foi à leur récit. — Ce sont ces habitudes d'esprit qui rendent si souvent le commerce des hypnotiques si difficile et insupportable au milieu des salles de malades.

C'est encore là un point de contact de l'hypnotisme et de la folie, puisque la plupart du temps ces cas de suggestions sont engendrées soit par des illusions sensorielles, soit par des hallucinations persistantes, et à ce point de vue-là les sujets hypnotiques représentent tout à fait l'état mental des véritables persécutés.

Suggestions combinées. — Je vais vous parler sous ce titre de suggestions successives données à un sujet pour apporter plus de force et d'intensité à l'effet suggestif qu'on veut obtenir.

J'avais l'an dernier dans mon service une femme hystéro-épileptique, la nommée Gabrielle, dont je vous ai déjà parlé. Elle était atteinte de paraplégie, et en employant tous les procédés habituels, je n'avais pas pu parvenir à un résultat sérieux. — Un de mes élèves qui s'intéressait vivement à la guérison de cette malade, M. le Dr Foveau, eut l'ingénieuse idée d'ouvrir une voie parallèle, et de faire appel à d'autres régions du cerveau. Il dit à la malade qu'elle n'était plus Gabrielle, qu'elle était Jeanne (une autre malade de la salle), bien valide et en même temps son amie. Cette suggestion, véritable changement de personnalité, s'opéra d'une façon complète. Étant donné son acquiescement, on lui dit que puisqu'elle était Jeanne elle devait marcher, ce fut là la deuxième suggestion. — Eh bien, Messieurs, le résultat pratique fut conforme à l'idée théorique, et cette malade qui, depuis plusieurs mois, était frappée d'une paraplégie avec commencement d'atrophie des masses musculaires, commença à faire quelques pas et peu à peu finit, au bout de huit à dix séances, par marcher d'une façon complète (1).

Il est encore un autre mode de suggestions combinées auquel on peut utilement faire appel pour donner à la suggestion principale une action plus puissante, c'est

(1) Nouveau cas de guérison de paraplégie hystérique par la suggestion hypnotique. *Gaz. des Hôp.*, mai 1887.

de préparer celle-ci par une mise en train préalable de l'esprit.

Ainsi, chez un autre sujet, une jeune femme hystéro-épileptique atteinte depuis plusieurs mois d'une paraplégie, ne pouvant arriver d'emblée à donner le mouvement à ses membres inférieurs, j'employai le moyen détourné suivant ; — au lieu de lui dire, par exemple : « Quand tu seras réveillée, tu vas te lever et faire quelques pas, » je lui dis : « Voici ton crochet, tu vas tricoter pendant dix minutes, et au bout de ces dix minutes tu seras assez forte pour marcher.

Cette suggestion à échéance eut son plein effet, et au bout de dix minutes j'eus la satisfaction de voir que la malade, naturellement, sans effort, comme si elle obéissait à une force latente, commença à opérer quelques mouvements dans ses membres inférieurs. Au bout d'environ huit à dix jours de l'emploi des mêmes pratiques la guérison permanente était obtenue et la malade parfaitement guérie pouvait quitter l'hôpital.

DURÉE DES SUGGESTIONS

La durée d'une suggestion donnée à un sujet hypnotisé est encore un point obscur dans l'étude des phénomènes hypnotiques.

Nous voyons dans nos salles des suggestions durer vingt-quatre heures, trente-six heures ; j'ai vu même par une expérience spéciale un sujet conserver une suggestion assez active pendant huit jours pour la mettre à exécution le huitième jour, comme cela avait été convenu. J'ai vu un autre de mes sujets, Théo, garder pendant plus d'un mois, sous forme de souvenirs émotifs, la suggestion qu'une personne de mon service, ayant joué un rôle d'assassin fictif dans une scène d'assassinat, était réellement bien un assassin. Étant à l'état de veille, elle conservait cette impression à l'état de suggestion fixe et me disait : Monsieur, comment gardez-vous auprès de vous un assassin ?

Les auteurs citent des cas de suggestions ayant eu une durée très prolongée. Bernheim rapporte le cas d'une suggestion accomplie soixante-trois jours après qu'elle a été donnée (1).

LES SUGGESTIONS AU POINT DE VUE THÉRAPEUTIQUE

L'état suggestif de l'hypnotisé crée chez lui des aptitudes nouvelles du système nerveux, en vertu desquelles l'ébranlement communiqué par la parole d'autrui sous forme de suggestion arrive à retentir, non seulement dans le domaine de la sensibilité sensorielle, dans celui de la motricité, mais encore dans celui des phénomènes émotifs et de l'innervation vaso-motrice de la vie végétative. — Aussi, un sujet étant hypnotisé, s'il est paraplégique, s'il est contracturé, on peut à son réveil (en suivant une marche méthodique) arriver à modifier heureusement les phénomènes paralytiques et à faire tomber certaines contractures. — Vous savez combien les sujets hysté-

(1) Bernheim, *De la Suggestion*, p. 47; Paris, 1886.
Voir encore *Revue philosophique*, 1883 ; Charles Richet.
Beaunis cite le cas d'une suggestion donnée à cent soixante-douze jours d'intervalle : *Recherches sur l'activité cérébrale*, p. 100.

riques sont difficiles à vivre, les femmes surtout, combien elles sont aptes à se disputer, quand elles se trouvent réunies ; — elles sont querelleuses, turbulentes, inquiètes, peu sociables; ce sont évidemment là des phénomènes d'ordre psychique ; eh bien ! il m'arrive souvent dans mon service de rétablir la paix à l'aide de suggestions extemporairement données à certains sujets. Je les endors et leur donne la suggestion d'être calmes, tranquilles et serviables pour leurs compagnes, et cela réussit, etc.

J'ai, parmi les personnes qui suivent ma consultation, des sujets névropathiques aptes à se conduire régulièrement dans la vie sociale, et qui viennent deux ou trois fois par semaine se faire hypnotiser depuis six mois pour « calmer leurs nerfs ».

Elles retirent du sommeil hypnotique un effet sédatif qui produit une accalmie bienfaisante et leur permet de travailler avec plus d'assiduité.

Une autre de nos clientes qui s'occupe de travaux intellectuels et qui a besoin de faire appel à sa mémoire pour l'étude d'une langue moderne, vient ici se faire endormir tous les jeudis. — Jusqu'ici on lui avait donné la suggestion d'avoir la mémoire suffisamment active pour la consommation hebdomadaire ; depuis quelques semaines, ayant de nouveaux efforts à opérer, sa réserve habituelle ne lui suffit pas. Comme elle avait une leçon d'extra à apprendre pour le mardi, elle vint régulièrement nous demander d'allonger la puissance de la suggestion et de lui donner la portée nécessaire pour aller jusqu'au jeudi suivant.

Ces faits si extraordinaires et qui sortent d'une façon si inattendue du domaine des choses purement médicales sont encore complétés par quelques exemples que je vais vous citer, et que chacun de vous pourra vérifier et exécuter comme moi dans sa pratique. Ils pourront vous servir à obtenir des résultats véritablement miraculeux et des guérisons surprenantes.

Je vous parlerai plus loin de la guérison rapide, par suggestion, d'anciennes paraplégies hystériques, de contractures curieuses des membres prises pour des affections articulaires, d'anesthésies anciennes guéries instantanément.

Pour aujourd'hui je me contente de vous présenter une malade de mon service que vous connaissez déjà, Gabrielle, en ce moment atteinte des vomissements incoercibles de la grossesse. Je l'endors, chaque semaine, et lui donne la suggestion de ne plus avoir de vomissements pendant huit jours ; le huitième jour l'influence suggestive cesse et la malade recommence à vomir. Nous avons fait l'expérience à plusieurs reprises et elle a toujours réussi de la même façon.

Je vous présente ici ce jeune garçon, âgé de vingt ans, épileptique, actuellement en traitement ; hier, au moment où il se faisait hypnotiser, il me dit qu'il était très constipé et que depuis huit jours il n'avait pas été à la garde-robe. Une fois endormi, je lui donne la suggestion aussitôt son réveil d'aller aux cabinets ; à peine réveillé, quelle ne fut pas notre surprise de voir ce jeune garçon, la figure crispée, se lever inopinément en se plaignant de violentes coliques et se précipiter aux cabinets.

Voici encore un autre exemple qui vient vous prouver combien les suggestions données peuvent retentir au loin dans le cerveau d'autrui, et amener des perturbations particulières du côté de la vie végétative.

Voici une jeune fille, Marguerite, actuellement en

traitement dans mon service, atteinte d'hystéro-épilepsie, traitée et améliorée par l'hypnotisme. Il y a quelques jours cette jeune fille me dit que ses règles étaient arrêtées et n'avaient pas paru depuis deux mois ; je l'endors, et une fois endormie, je lui donne simplement la suggestion d'avoir ses règles. Le soir du même jour la chose était faite et le lendemain à la visite elle m'annonce que ses règles était arrivées. Y a-il simple coïncidence?

THÉORIE PHYSIOLOGIQUE DES SUGGESTIONS

Je n'ai pas la prétention, Messieurs, dans ce chapitre, de vous donner une explication physiologique des phénomènes si extraordinaires dont j'ai exposé le tableau devant vous. Ces choses-là sont tellement nouvelles, tellement imprévues, elles reposent sur des données encore si fragiles, que ce n'est qu'avec une certaine réserve que je fais cette tentative d'explication, en me bornant à vous exposer sommairement quelques phénomènes de physiologie cérébrale destinés à jeter un peu de lumière dans ce domaine encore si obscur.

Je vous ai dit déjà comment il fallait comprendre l'état mental de l'individu hypnotisé en période de somnambulisme. — Je vous ai dit que le sujet en question pouvait être comparé à un individu auquel on aurait bandé les yeux et qui se trouverait amené au fond d'une cave ; cet individu, dans ce milieu nouveau, n'a aucun moyen de contrôle sur tout ce qui se passe autour de lui ; aucune vérification n'est possible de sa part, et alors si une voix quelconque résonnant à ses oreilles vient à l'interpeller, il accepte ce que cette voix lui raconte. Il est passif, crédule, il se laisse volontiers aller dans telle ou telle direction. Chacun de vous, Messieurs, a joué au Colin-Maillard dans sa vie et se rappelle à quelles situations d'esprit je fais allusion. Quand on est privé de point de contact avec le monde extérieur, quand on est isolé, séquestré, on accepte volontiers les nouvelles du dehors qui vous arrivent ; le vide de l'esprit, l'absence de renseignements précis engendrent une crédivité complète. — Ceux d'entre vous qui ont subi les longues angoisses du siège de Paris, alors que séparée du monde entier la population parisienne, comme les naufragés du radeau de la *Méduse*, isolée, flottant aux hasards des moindres informations, attendait avec anxiété les rares nouvelles apportées par les pigeons voyageurs ou les rapports de quelques prisonniers allemands, ceux, dis-je, qui ont subi cet état mental obsidional propre aux populations assiégées, savent combien les tendances à la crédivité s'élèvent à un degré de paroxisme extrême. — La badauderie native des Parisiens était arrivée à un état de crédulité des plus incroyables ; on voyait partout des espions, il suffisait qu'un homme dans la rue désignât le premier passant venu à l'attention des autres pour qu'immédiatement cet innocent fût malmené, conspué et conduit au poste (1). On se figurait voir tous les jours à

(1) J'ai vu un général du génie, prenant sur son carnet quelques notes sur les remparts pour la rectification de certains postes avancés, être pris par la population ambiante pour un traître communiquant

l'horizon les têtes des colonnes des armées de secours; — qu'on allait rompre le cercle de fer de l'investissement à l'aide de fameuses sorties *torrentielles*.

Soit qu'il s'agisse de l'homme considéré comme unité, ou de l'homme considéré en masse, la cessation subite ou progressive du contact ambiant engendre dans l'esprit un état mental *sui generis*, une crédivité complète et aveugle qui s'exalte d'autant plus que les moyens d'information avec l'extérieur viennent à faire défaut. — Voilà donc un point acquis, la préparation du sujet en période de crédivité, par la suppression plus ou moins rapide des incitations extérieures et des moyens d'information.

Ceci étant admis, comment donc pourrions-nous nous rendre compte de ce fait si étrange en vertu duquel la volonté d'autrui va diriger les actions d'un sujet suggestionné, et susciter en lui une série d'opérations accomplies en dehors de sa volonté consciente?

Pour entreprendre la solution de ce problème il faut d'abord avoir présentes à l'esprit ces deux propositions fondamentales relatives au fonctionnement régulier des activités cérébrales :

1° L'enchaînement automatique engendré par habitude de certaines opérations;

2° L'habitude qu'ont les centres psycho-moteurs à être actionnés par des incitations parties de différentes régions de l'écorce.

1° A l'état normal, les phénomènes de la vie du cer-

avec l'ennemi et méritant la mort. Le général ne dut sa vie sauve qu'à l'intervention rapide de son escorte.

veau ne sont que la résultante de l'activité individuelle des différents groupes de cellules corticales qui s'ébranlent, qui sentent, qui réagissent, et sympathisent les unes avec les autres par les milliers de filaments qui les anastomosent et constituent dans leur ensemble un vaste réseau dont tous les éléments sont strictement associés. — Les incitations du dehors venues d'une source sensorielle quelconque, ébranlent certains groupes de cellules appropriées et deviennent ainsi des incitations spécifiques, visuelles, auditives, gustatives, etc.

Ces incitations ne s'éteignent pas sur place, elles sont conservées dans la trame des cellules nerveuses comme les vibrations de la lumière sont emmagasinées dans les molécules de la plaque photographique, comme les radiations posthumes de la phosphorescence dans les corps qui en sont doués — et c'est ainsi que chaque ébranlement sensoriel devient un véritable ébranlement persistant, une réviviscence de l'impression première. — Les souvenirs, les impressions, les émotions contemporaines s'associent donc les unes avec les autres, en raison de la texture même du substratum qui les supporte, et cela s'opère à notre insu, en dehors de notre volonté, et rien que par la mise en œuvre de ces forces automatiques aveugles qui règlent le jeu de l'activité de notre cerveau.

Il faut donc comprendre mentalement le cerveau comme constitué par l'ensemble de toutes ses cellules corticales en activité, et représentant des myriades d'éléments actifs, communiquant silencieusement les unes avec les autres, animées par les incitations extérieures, et constituant ainsi des milliers d'ouvriers bien dressés, toujours prêts à être mis en action aussitôt qu'un signal leur aura été donné. — Cet état de cérébration inconsciente, cette vitalité mystérieuse de toutes les cellules cérébrales constitue donc une véritable préparation préétablie à l'action, un état de *mobilisation permanente* qui s'accomplit *motu proprio*, en raison des énergies latentes qui leur sont propres. — C'est une armée bien disciplinée, bien cohérente dans ses parties, qui n'attend que le signal parti du commandant.

2° Relativement à l'action de la Volonté consciente, dans la plupart des phénomènes de l'activité psychique, si vous cherchez à vous faire une idée, même approximative, de son mode d'action, considérez-la comme étant à l'état physiologique représentée par une force diffuse générale répartie sur l'ensemble des cellules psycho-motrices. Cette force, toujours à l'état de tension, leur communique les stimulations incessantes du rayonnement à travers l'écorce de la Personnalité consciente incessamment en éveil.

Eh bien! cette force vive, cet élément psychique par excellence qui constitue la caractéristique de l'être vivant et conscient, n'est-il pas encore bien étrange de voir que chez l'homme vivant, plongé en état hypnotique, on peut l'annihiler et suspendre momentanément son action? — Elle rétrocède alors, elle disparaît, ainsi que toutes les connexions conscientes de la Personnalité avec les impressions sensorielles variées, et laisse la place vide aux activités réflexes inconscientes, qui seules se mettent en mouvement. — Le chef supérieur étant mis à l'écart, se sont alors les subordonnés qui commandent. Et qu'arrive-t-il alors de cette dislocation des rapports hiérarchiques?

De même que, dans l'étude des phénomènes léthargiques, nous avons vu les réflexes spinaux, sous forme d'hyperexcitabilité neuro-musculaire, arriver à un état d'exaltation extrême, par le fait de la rétrocession de l'action cérébrale, de même ici, à propos des actions suggestives, nous retrouvons une reproduction de phénomènes similaires.

En effet, la rétrocession expérimentale des incitations de la Volonté consciente entraîne du même coup une exaltation extrême des régions psycho-motrices de l'écorce. Et celles-ci, comme de simples centres réflexes de la moelle, arrivent à un degré d'hyperexcitabilité extrême et deviennent aptes à être sollicitées par les moindres ébranlements qui leur sont communiqués. — Elles flottent en quelque sorte comme un navire sans gouvernail, à la merci de toutes les incitations qui surviennent, et sont aptes à subir passivement les orientations quelconques qui leur sont communiquées, sans résistance, sans contradiction, comme les fibres musculaires de la période cataleptique qui se laissent pétrir et diriger dans toutes les directions qu'il plaît à l'hypnotiseur de leur faire prendre. L'influence volontaire physiologique a disparu dans le champ où d'habitude elle exerce son action. L'instrument est tout prêt, il est arrivé à un degré d'exquise sensibilité, et devient ainsi le jouet de la première incitation qui passe. Tout est là.

Ainsi, Messieurs, vous voyez donc que les conditions fondamentales et préparatoires qui président à la manifestation des opérations suggestives consistent matériellement dans ces deux éléments :

1° L'état de crédivité du sujet, privé expérimentalement de ses moyens d'informations et de ses points de contact avec le monde extérieur ;

2° La rétrocession de l'influx de la Volonté consciente, qui disparaissant avec la Personnalité, annihilée expérimentalement (inhibition), laisse le champ libre aux incitations quelconques qui développent dans les régions préalablement animées par elle, de véritables réflexes, automatiquement exécutés par les forces vives inconscientes du substratum organique. — L'incitation phono-motrice, émanée de la bouche de l'hypnotiseur, ne fait donc qu'imprimer le mouvement à un appareil tout monté, tout prêt à agir, et qui est doué d'une sensibilité exquise et dans un véritable état d'hyperexcitabilité, artificiellement engendré.

C'est à mon avis avec ces données qu'il convient d'aborder l'étude du mécanisme physiologique des suggestions.

II. — Le mécanisme psychologique des suggestions à échéance s'appuie sur les mêmes éléments que celui des suggestions immédiates.

Néanmoins il faut y ajouter un élément nouveau, c'est la faculté spéciale qu'ont les sujets suggestionnés d'apprécier le temps écoulé. — Cette notion du temps est dans l'espèce humaine plus ou moins développée chez différentes personnes (1).

Cette curieuse aptitude, qui constitue en quelque sorte la base de toutes nos activités mentales, s'exerce non seulement pendant la période de veille avec une continuité complète, mais encore elle se perpétue pendant la période

(1) Vague et indécise dans les premières phases de la vie, elle est à son maximum de développement chez l'adulte et s'affaiblit peu à peu avec les progrès de l'âge ; elle est très souvent altérée chez les aliénés, et dans la paralysie générale, même au début, elle fait complètement défaut. Les paralytiques, alors même qu'ils peuvent encore soutenir une conversation, ne savent très souvent pas le jour où ils se trouvent, ni quelle est l'heure du jour.

de sommeil; et, comme les activités circulatoires et respiratoires, elle ne s'éteint pas et continue à demeurer en éveil aux dépens de ces régions du système nerveux dont les éléments ne dorment jamais.

Ne savez-vous pas tous, en effet, que quand vous voulez vous réveiller le matin à une heure déterminée, à cinq heures par exemple, vous vous dites en vous endormant la veille : « Je me réveillerai à cinq heures ». Que faites-vous alors : vous vous donnez à vous-même une suggestion et, comme nous l'avons vu déjà, une véritable auto-suggestion.

Que se passe-t-il alors dans votre cerveau ainsi suggestionné? — L'incitation suggestive que vous y avez déposée a été maintenue en éveil avec les cellules cérébrales qui en ont été ébranlées et, au moment voulu, par une appréciation inconsciente du temps écoulé, le réveil s'est produit au bout de plusieurs heures. — Voilà le phénomène de la suggestion à échéance dans son expression la plus simple.

Voici encore un autre exemple d'autres suggestions à l'état de veille. Vous avez un ami Z., auquel vous avez une demande à faire, vous vous dites : « Quand je verrai Z., je lui parlerai de la demande en question. » Vous associez mentalement l'idée de votre ami à celle de la demande à lui adresser. Et, cette association mnémotechnique étant faite, vous en restez là, et vous attendez. Vous portez sans aucun doute en vous une suggestion mentale que vous vous êtes faite vous-même, et lorsque l'ami en question se présente fortuitement, au bout d'un temps souvent très long, le coup part et fatalement vous adressez la demande emmagasinée depuis longtemps dans votre esprit.

Eh bien ! pour l'évolution des suggestions pathologiques à échéance, ce sont les mêmes phénomènes amplifiés, il est vrai, qui se mettent en action ; — seulement l'échéance, au lieu d'être fixée à quelques heures, peut se prolonger à une époque beaucoup plus éloignée.

Au moment où la suggestion hypnotique a été donnée au sujet, il s'est fait dans certaines régions de son cerveau un ébranlement local, persistant, et dans les cellules qui ont été intéressées, une orientation nouvelle et spéciale qui les a fait sortir de leur position d'équilibre. Elles restent ainsi en cet état nouveau comme *cataleptisées* jusqu'au moment où un choc spécial viendra les replacer dans leur position première. — Cet état particulier de l'orientation extra-physiologique des cellules cérébrales par une incitation suggestive est tellement réel que nous voyons tous les jours des sujets suggestionnés et qui portent en eux-mêmes une suggestion pénible, trahir par leur tristesse, par leurs soupirs, par leur mauvaise humeur les états d'endolorissement latent dont leur for intérieur est frappé. Ils souffrent et ils ne savent pas pourquoi, — ou bien ils sont gais, ils rient aux éclats si la suggestion leur est agréable et, comme ils disent, — il y a un je ne sais quoi dans leur nature qui les domine et les transforme.

Maintenant il faut faire entrer en ligne de compte cette faculté native d'appréciation du temps qui existe chez nous tous à l'état normal dans des proportions très limitées.

Dans les phénomènes de l'hypnose, ne vous ai-je pas dit que certaines facultés qui ont une portée moyenne chez certains sujets, sont aptes à se développer à un moment donné dans des proportions inconnues avec une véritable hyperexcitabilité vraiment extraordinaire. — Je vous ai cité le cas de Mlle V. qui, dans les conditions normales de la vie, est pourvue d'une mémoire très ordinaire, et je vous ai dit que dans l'état de somnambulisme ses facultés de mémoire et d'imagination arrivent à un degré d'exaltation extrême dans lequel elle peut répéter littéralement une des leçons que j'ai faite ici il y a plus de huit mois, et qu'elle débite avec une mimique expressive et une fidélité d'élocution technique des plus surprenantes. — Il n'y a donc rien d'illogique à admettre que la faculté de l'appréciation du temps puisse arriver chez les sujets suggestionnés à un degré d'exaltation considérable et ultraphysiologique. L'état hypnotique crée ainsi des conditions nouvelles de réceptivité, et l'individu hypnotisé ou simplement fasciné, exalté en certains points, devient mieux doué, plus puissant, et peut donner alors naissance à cette curieuse faculté de pouvoir apprécier le temps écoulé avec une fidélité insolite.

Le moment psychologique de la mise à exécution de la suggestion étant donc arrivé dans le cerveau de l'individu hypnotisé, la suggestion s'exécute comme dans le cerveau de l'homme sain, l'effet se produit automatiquement à l'heure fixée. — Ce sont là des phénomènes de même ordre, qui évoluent en vertu des mêmes lois psychologiques, et qui ne diffèrent entre eux que par leur degré d'intensité.

Au moment où la suggestion éclate comme une mine chargée qui a reçu l'étincelle électrique, si vous êtes présent, vous serez à même de constater une série de phénomènes des plus curieux.

Le sujet, au moment où il est travaillé dans ses régions intimes par l'approche de l'heure fatale, commence à être pris de certains troubles physiques qui se manifestent par de l'égarement dans les yeux, une sorte de concentration des traits de la face et une transformation subite ; et au moment où il accomplit la suggestion, il le fait avec violence, précision et brutalité, sans tenir compte des difficultés ambiantes. — Alors si vous l'examinez au point de vue de son état hypnotique, vous reconnaîtrez que, sous le coup de l'émotion qui le domine, il est devenu subitement inconscient, qu'il a cessé de vivre en contact avec le monde extérieur, et qu'il est en pleine période de fascination somnambulique dont on fait le diagnostic immédiat, en constatant l'anesthésie complète des téguments cutanés. Et alors, — si l'incitation suggestive n'a pas ébranlé à fond le sujet, une fois l'action accomplie, il va et vient et reprend connaissance sans avoir la moindre conscience de ce qu'il vient de faire. — Dans d'autres circonstances au contraire, lorsqu'il a été violemment impressionné, une fois l'action accomplie, il tombe comme foudroyé, en période de léthargie. — C'est encore là un caractère diagnostic qui, au point de vue médico-légal, indique qu'on n'a pas eu affaire à une supercherie de la part du sujet.

EXPÉRIENCES

Je vais présenter devant vous plusieurs sujets qui vont vous offrir différents types de suggestions.

Voici d'abord Jeanne. — C'est une jeune fille hystéro-épileptique actuellement en traitement dans mon service ; ses attaques sont très notablement améliorées. Il est maintenant dix heures et demie. — Je l'endors ; une fois en somnambulisme, je lui donne une suggestion à échéance, je lui dis ceci : « Tu vas aller t'asseoir dans ce coin, tu vas faire du crochet et à onze heures quarante tu entendras des cloches et tu te réveilleras ». — Vous voyez avec quelle docilité elle accepte la suggestion donnée, et avec quel calme elle commence à prendre son crochet et à travailler silencieusement.

Voici maintenant Théo ; — c'est un sujet essentiellement suggestif qui accepte toutes les incitations, et auquel on peut quotidiennement inculquer des suggestions criminelles qu'elle accepte sans la moindre hésitation, qu'elle met à exécution avec brutalité et qu'elle accomplit d'une façon complète.

Après l'avoir mise, comme vous venez de le voir, en période somnambulique, je lui dis de primesaut : « Tu as un crime à venger, » et en lui désignant un des assistants, M. D. « voici le coupable, tu vas lui donner un coup de couteau dans le dos. » Elle se récuse tout d'abord et hésite. Je lui dis : « Tu n'as rien à craindre de la justice, je me charge de te disculper. » Elle tourne alors ses yeux du côté du prétendu assassin, sa résolution est prise et elle se met en mesure de passer à l'exécution. « Je vais lui causer, dit-elle. » Effectivement elle se rapproche de lui et, pour l'attirer, elle lui dit : « Je tiens à causer avec vous. » Et, voyez la préméditation qui se révèle. « Regardez donc à terre, dit-elle, il y a mon épingle qui vient de tomber, voulez-vous avoir l'obligeance de la ramasser, s'il vous plaît. » Pendant le temps que M. D. se baisse en se trouvant ainsi sans défense, elle le frappe violemment dans le dos du poignard imaginaire qu'elle tenait caché dans un pli de sa jupe et qui n'était autre qu'un journal enroulé. Sous l'influence de ce qui vient de s'opérer, elle éprouve le choc en retour et tombe en léthargie. Je la réveille bientôt : » Qu'as-tu fait, lui dis-je ? — Mais rien dit-elle, j'arrive et je n'ai rien fait. »

Vous voyez, Messieurs, que c'est au réveil toujours la même inconscience des actes accomplis que l'on constate, et il est bon que vous sachiez, pour votre gouverne, que c'est précisément cette inconscience, cet oubli de tous les actes patents accomplis par les hystériques, qui les fait si injustement traiter de menteuses et d'impudentes par des personnes qui ne sont pas au courant de ces phénomènes. — Le public ignorant a bien vite fait de les accuser d'imposture, alors qu'en réalité elles sont la plupart du temps innocentes de tous les méfaits dont on les charge si facilement.

Je vais vous présenter maintenant Mlle V., dont l'organisation plus délicate, la culture d'esprit plus parfaite, va donner à une scène d'assassinat provoqué une allure tout à fait dissemblable de celle à laquelle vous venez d'assister précédemment. — Vous allez voir la suggestion avorter au moment décisif par suite d'une timidité naturelle de son caractère. Après l'avoir endormie par les procédés usuels et mise, comme vous le voyez, en somnambulisme, je lui dis : « Il y a un monsieur ici qui vous a offensée et dont il faut vous venger. — J'aime mieux me cacher, dit-elle. — Moi, je veux que vous agissiez et que vous vous vengiez. — Je préfère me cacher. — Vous allez prendre ce poignard (c'est un journal roulé) et vous frapperez ce Monsieur. — Je veux me cacher car cela tachera ma robe. — Non, car il n'y aura pas de sang. — Si cela ne tache pas, je veux bien ; d'ailleurs, ajoute-t-elle, cela sera un assassinat productif, il a de l'argent. J'achèterai une robe blanche et j'agirai, mais s'il crie je me sauverai. » J'ajoute : « Puis-je compter sur vous ? — Oui, s'il n'y a pas de tache. — Allez maintenant. — Je vais causer, dit-elle, à ce Monsieur. » Elle s'approche de M. D. « Bonjour, Monsieur, il fait chaud aujourd'hui. — Oui. — Allez-vous aux courses? Et tournant autour de lui : Votre paletot présente une tache blanche ; est-ce que vous êtes allé dans une maison en construction ? Tournez-vous donc un peu. » A ce moment, comme vous le voyez, l'incitation suggestive éclate, les yeux du sujet s'ouvrent démesurément. Elle devient silencieuse, lève la main et immédiatement tombe comme foudroyée en pleine léthargie, par un mouvement d'hésitation instinctive qui l'a empêchée d'aller jusqu'au bout (1).

Je la réveille ensuite par les procédés habituels, et une fois réveillée, vous pouvez voir avec quelle sincérité elle répond aux questions que je lui adresse et combien elle est inconsciente de tout ce qu'elle a dit et fait.

Je vais encore vous présenter Esther qui va nous faire le récit de la scène d'empoisonnement dont elle a été l'objet et à la suite de laquelle elle est arrivée dans mon service dans un profond état d'abattement.

Après l'avoir mise en état de somnambulisme. « On dit que tu as été empoisonnée, lui dis-je. Raconte-moi ce qui s'est passé. — Je suis allée, dit-elle, chez une dame, c'était, dit-elle, rue Dauphine. Elle m'a endormie et m'a dit : Tu veux te déshabituer de la morphine, mais

(1) On peut dire que le processus volontaire ne *s'extériorise pas*. Il reste comme avorté dans les régions de l'écorce, sans suivre son évolution naturelle. — C'est la confirmation des idées que j'ai précédemment émises, à propos de l'enchaînement des actions motrices volontaires. — Luys, *Le cerveau et ses fonctions*, p. 256.

tu ne sais pas t'y prendre ; il faut en absorber un gramme à la fois. Je me suis bientôt trouvée boulevard Saint-Michel avec un gramme de morphine à la main, sans savoir comment. Je suis entrée dans un café et j'ai pris ce gramme de morphine dans une tasse de lait, *malgré moi* ». Vous voyez la confirmation des faits que je vous ai cités précédemment. « Et cette dame qui t'a endormie, sais-tu qui c'est? — Oh! non, dit-elle, elle m'a défendu de la reconnaître, si par hasard elle était présente devant moi. »

Je réveille Esther et elle répète identiquement les faits que je vous ai signalés et dont elle se souvient à l'état de veille : — l'absorption d'un gramme de morphine et les vomissements consécutifs dont elle a été fortement ébranlée.

Enfin, Messieurs, pour terminer cette étude qui a trait à la suggestion à distance, voyez maintenant quelle heure il est. — Jeanne travaille toujours, elle fait son crochet comme une véritable machine à tricoter. Voilà l'heure fatidique qui est arrivée, vous voyez qu'à ce moment sa figure devient plus animée ; elle cesse peu à peu son travail automatique, se frotte les yeux et se réveille toute étonnée de la tâche qu'elle a accomplie pendant son sommeil.

CINQUIÈME LEÇON.

MÉDECINE LÉGALE

SOMMAIRE

MÉDECINE LÉGALE

I. Des divers états hypnotiques, au point de vue médico-légal. — Léthargie. — Catalepsie. — Somnambulisme spontané. — Faits à l'appui.

II. RÔLE DU MÉDECIN EXPERT.

Expériences : 1° Présentation d'un sujet fasciné, suggestible et apte à obéir à toutes les incitations.

2° Action sur deux sujets différents d'un tube contenant du cognac, de l'eau, de la spartéine.

Importance médico-légale de cette action.

MESSIEURS,

A propos des différentes phases de l'hypnotisme que j'ai fait passer successivement devant vos yeux, je vous ai incidemment signalé les applications médico-légales auxquelles le sujet hypnotisé pouvait successivement donner naissance.

Vous avez vu en effet l'individu hypnotisé passer tour à tour de l'inertie la plus profonde de l'état léthargique à la période d'excitation inconsciente de l'état de somnambulisme, avec toutes les apparences de la lucidité. — Vous avez vu, dis-je, ce sujet, tantôt matière inerte, tantôt matière active, devenir le jouet de la volonté extérieure qui le domine et le dirige. Vous avez assisté à ces suggestions expérimentales dans lesquelles j'ai fait agir certains sujets dans une direction donnée, lesquels, avec une précision automatique, avec une véhémence surnaturelle, allaient, comme un obus lancé qui éclate au loin, perpétrer l'acte qu'on leur avait suggeré d'accomplir. — Ce sont là des phénomènes d'un ordre tout nouveau que la psychologie expérimentale, au grand étonnement de notre époque, a mis en lumière dans ces derniers temps. Ils sollicitent à juste titre une véritable stupéfaction qui nous fait songer à toute une série possible d'actes criminels accomplis par des sujets suggestionnés inconscients, lancés à leur insu dans une direction donnée, et défiant ainsi les sévérités de la justice par le fait même de l'irresponsabilité de ceux qui les accomplissent.

Je me propose dans cette leçon :

1° de passer successivement en revue les différentes phases de l'hypnotisme envisagées au point de vue des problèmes juridiques auxquels chacune d'elles peut donner naissance ;

2° de préciser le rôle du médecin expert qui peut être désormais appelé fréquemment à intervenir dans ces matières délicates.

I. — Des états hypnotiques au point de vue médico-légal.

Léthargie. — Catalepsie. — Vous avez vu que dans la période léthargique le sujet est dans un état de profond sommeil, il est exclusivement passif, il a perdu toute conscience du monde extérieur et se trouve par conséquent livré sans défense, comme une chose inerte, à toutes les tentatives et à tous les outrages.

On pourrait dans ces cas lui faire avaler des substances toxiques, ainsi que je vous l'ai montré ; — on pourrait préparer autour de lui une atmosphère de gaz délétères et arriver ainsi à une intoxication complète. — C'est encore dans ces périodes que peuvent être accomplis des viols, des attentats à la pudeur, et certaines grossesses dont l'origine n'a laissé aucun souvenir (1). Ainsi, je vous ai présenté Gabrielle qui est actuellement dans mon service ; eh bien ! — cette malheureuse fille est enceinte de six mois et elle ne sait absolument pas, prétend-elle, quel est l'auteur de cette grossesse. Je l'ai mainte et mainte fois interrogée soit à l'état de veille, soit à l'état de somnambulisme, et je n'ai jamais pu obtenir le moindre éclaircissement sur ce qui s'était passé à ce sujet. Elle m'a toujours fait la narration suivante, dans les mêmes termes : — elle eut un jour la permission de sortir de l'hôpital où elle était en traitement, et s'était rendue chez une de ses amies qui avait l'habitude de l'endormir et possédait une grande influence sur elle ; — un homme inconnu d'elle se trouvait chez cette amie, que s'est-il passé alors ? Elle n'en sait absolument rien, et malgré tous ses efforts elle n'en a conservé aucun souvenir. Cet homme évidemment a abusé d'elle. Toujours est-il qu'on l'a préalablement endormie, si bien que grande fut sa surprise de se réveiller et de reprendre connaissance à dix heures du soir dans un fossé des fortifications. Quelques semaines plus tard elle constatait par l'arrêt de ses règles qu'elle était enceinte.

Les cas de ce genre, Messieurs, ne sont pas très rares, et à mesure que les connaissances en hypnotisme se gé-

(1) Ladame — La névrose hypnotique devant la médecine légale. — Du viol pendant le sommeil hypnotique. — Rapport médico-légal. *Ann. d'hygiène publique*, n° 6, p. 518, 1882.

néraliseront parmi les médecins, vous verrez que le nombre des femmes qui sont devenues mères inconsciemment dans une période d'obnubilation mentale sera beaucoup plus grand qu'on ne le pense généralement; — on n'accepte qu'avec un grand scepticisme, en effet, la déposition d'une malheureuse femme qui se dit grosse des œuvres d'un inconnu, parce que la plupart du temps les médecins ignorent ce que sont les états de léthargie et de somnambulisme spontané, et c'est encore là l'ignorance officielle qui condamne l'inconscient irresponsable!

J'ai eu l'an dernier dans mon service une jeune femme qui était aussi devenue grosse des œuvres d'un inconnu et qui, jusqu'au dernier jour, jusqu'à la dernière heure, avec cette souplesse, cette élasticité des tissus propres aux sujets névropathiques, a pu cacher sa grossesse à tout son entourage. Le soir même de son accouchement elle allait au théâtre. Prise de douleurs subites elle fut conduite à la Charité et accoucha dans la soirée. Étonné des circonstances de cette parturition insolite, je lui demandai des explications, et elle me répéta toujours identiquement les mêmes phrases : — Elle était sujette à des attaques de somnambulisme spontané. Dans le pensionnat où elle avait été élevée, à cause de cela on n'avait pas pu la conserver. Vers l'âge de 14 à 15 ans elle était rentrée chez ses parents, habitant à Paris. Elle exerçait avec sa mère la profession de lingère. Un jour, dit-elle, en rassemblant ses souvenirs, il y a environ neuf mois, je rencontrai dans une rue de Paris un homme qui me connaissait probablement mais que je ne connaissais pas. Il me dit de venir le trouver le lendemain à deux heures pour me donner de l'ouvrage, il m'indiqua son nom et son adresse (1). Je me présentai à l'heure indiquée et à partir de ce moment je ne sais plus ce qui s'est passé, j'ai perdu tout souvenir. — M'a-t-il endormie ? — Je ne le sais ; lorsque *j'ai repris connaissance j'étais dans la rue*, je regagnai mon domicile, et je ne me souviens que d'une chose, c'est du violent mal de tête dont j'étais atteinte. — Vous pensez bien, Monsieur, ajoute-t-elle, que je n'ai rien à dissimuler maintenant et que j'avais tout intérêt à rechercher le nom et l'adresse de l'homme qui avait ainsi abusé de moi à mon insu. — Eh bien ! malgré tous mes efforts, malgré toute ma bonne volonté, je n'ai jamais pu retrouver ni son nom, ni celui de la rue où il demeurait.

Je vous citerai encore, dans le même ordre de faits, l'histoire de ce mendiant du nom de Castellan et qui est rapportée par Prosper Despine.

Infirme, repoussant, simulant la surdi-mutité, il impressionna vivement la jeune Joséphine H. dont le père lui donnait l'hospitalité. Dans un moment où il la trouva seule, il parvint à excercer sur elle une telle fascination qu'elle tomba en léthargie et qu'il en profita pour lui faire subir les derniers outrages. Revenue à elle, elle continua à être sous l'empire de la volonté de Castellan qui l'entraîna avec lui et pendant plusieurs jours abusa de son pouvoir d'hypnotisation pour renouveler ses attentats. Elle le suivait dans la campagne les yeux hagards (état cataleptique, — prise du regard), excitant par son air égaré la pitié des paysans. — Dans le procès qui s'en suivit, la jeune fille fit cette déposition devant la Cour : « Il

(1) Cet inconnu très vraisemblablement l'avait fascinée au moment où il l'avait rencontrée, ou bien à ce moment était-elle en période de somnambulisme lucide ?

exerçait sur moi une telle puissance à l'aide de ses gestes et de ses passes que je suis tombée comme morte. Il a pu alors faire de moi ce qu'il a voulu. Je comprenais ce dont j'étais victime, mais je ne pouvais ni parler ni agir et j'endurais le plus cruel des supplices. » Le misérable fut condamné aux travaux forcés par la Cour d'assises du Var (1).

C'est encore dans ces états de léthargie profonde que des tubes contenant une certaine quantité de substance active peuvent déterminer des perturbations très intenses chez les sujets hypnotisables, et provoquer des réactions qui, dirigées par des mains criminelles, pourraient déterminer des accidents mortels par action dynamique, sans trace apparente de poison (2).

L'état cataleptique ne présentant rien de particulièrement intéressant au point de vue de ce qui nous occupe en ce moment, je passe tout de suite au somnambulisme.

Je vous ai exposé avec détails l'aspect extérieur et la physionomie du sujet en état de somnambulisme lucide. — Le somnambulique, comme je vous l'ai dit, a les yeux ouverts, il parle, il cause, il a toutes les apparences d'un individu normal; et vous savez qu'il existe des vides considérables dans son esprit; il ignore qui lui parle, il

(1) Prosper Despine — Études scientifiques sur le somnambulisme, 1880.

(2) Voir à ce sujet les comptes rendus des procès verbaux de la Commission Académique de l'hypnotisme. *Bulletin de l'Acad.*, mars 1888. — On verra que, dans ma réponse, comme confirmation de l'action à distance des tubes médicamenteux, j'ai pu obtenir avec des tubes disposés par la Commission même, des troubles profonds de la respiration, — de la dyspnée allant jusqu'à l'apnée — des troubles cardiaques, avec bouffissure de la face, — du gonflement du corps thyroïde dont la turgescence s'élève de 31 à 35 centimètres de pourtour. (Séance du 7 août 1888.)

ne sait où il est ; — c'est une matière malléable et flexible que l'on peut diriger à volonté sur tel ou tel point et qui obéit d'une façon complètement passive. Il est donc suggestif au plus haut degré.

Cet être sans défense, sans résistance aucune, vous pouvez non seulement l'obliger à vous faire un don manuel, mais encore à signer une promesse, une lettre de change, un engagement quelconque. — Vous pouvez lui faire écrire un testament olographe parfaitement valable, qu'il va vous remettre et dont il ne *saura jamais l'existence*. — Les formalités légales les plus minutieuses il est prêt d'ailleurs à les accomplir avec un calme, une sérénité, un naturel qui tromperaient le plus exercé des officiers ministériels. — Comment voulez-vous que témoins et notaires voient quelque chose dans cet état nouveau, alors que le médecin lui-même a besoin souvent de toute son expérience, de toute sa compétence spéciale pour s'y reconnaître (1) ?

Ces somnambules ne reculeront pas davantage, soyez en sûrs, devant une dénonciation, un faux témoignage, et ils sont, comme je vous l'ai dit, les instruments passifs de toutes vos volontés. — Ainsi, voici Esther, elle va écrire et signer devant vous une donation en ma faveur : Bon pour mille francs. — Son écriture est la même qu'à l'état de veille ; peut-être est elle un peu plus ferme et moins hésitante que si je la faisais écrire devant vous étant éveillée.

Au point de vue criminel, le sujet suggestionné dans une direction pourra faire des dénonciations menson-

(1) Liégeois, *De la suggestion hypnotique dans ses rapports avec le droit civil et le droit criminel*. Paris, 1884. — Cullerre, *Magnétisme et hypnotisme*, p. 350.

gères, accuser telle ou telle personne et soutenir avec assurance avoir assisté à un crime imaginaire. — Je vous rappelle ces scènes d'assassinat fictif dont je vous ai donné la représentation. J'ai eu soin de mettre entre les mains du sujet un morceau de papier en guise de poignard ou de revolver; mais il est évident que s'il se fût agi de véritables instruments de meurtre, cette scène aurait pu prendre un caractère tragique. — L'imagination des romanciers s'est déjà emparée de toute cette possibilité criminelle, et a suscité dans le public certaines émotions, prématurées je pense, au sujet d'éventualités d'incidents semblables.

Les suggestions véritablement homicides ne paraissent pas jusqu'ici avoir occupé la sagacité des médecins légistes, — et les hypnotiques à proprement parler criminels ne se sont pas encore révélé d'une façon patente. Mais comme en ces sortes de choses on ne peut jamais mesurer d'une façon précise là où finit le possible, il est bon d'avoir l'esprit tourné dans cette direction et de se pénétrer de ceci, à savoir que la pratique de l'hypnotisme crée dans certains esprits un état mental extra-physiologique et une sorte de folie transitoire qui, comme la folie vulgaire, peut aussi les rendre dangereux pour eux-mêmes et pour autrui.

Je vous ai dit que dans l'état léthargique on pouvait faire avaler à un sujet des substances toxiques sans qu'il en eût la moindre conscience; eh bien! — dans l'état somnambulique, le même phénomène peut aussi se produire. — Voici par exemple Esther en période de somnambulisme, je vais répéter devant vous l'expérience que j'ai déjà faite; je lui donne, par exemple, une petite boulette de mie de pain, en lui disant : — Mange ceci, c'est une pastille de menthe; — sa crédivité est tellement grande qu'elle avale incontinent sa pilule en disant : oh ! comme elle est forte. — C'est ainsi qu'elle a subi dernièrement une tentative d'empoisonnement, quand on lui a fait prendre un gramme de chlorhydrate de morphine. — Supposez maintenant qu'au lieu d'une boulette de pain, j'aie mis une boulette contenant une substance toxique, celle-ci étant avalée, le sujet, au réveil, aurait eu les accidents d'une intoxication dont il ignorerait l'origine.

Bien plus, dans cet ordre d'idées, la crédivité, la passivité des sujets hypnotisés sont telles qu'on peut leur suggérer des idées de suicide, avec commencement d'exécution.— Ainsi, je vais dire à Marie, en ayant bien soin de mettre quelqu'un devant la fenêtre : Dans une minute tu vas aller te jeter par la fenêtre.—Vous la voyez assise tranquillement, légèrement préoccupée, et, la minute écoulée, vous la voyez partir comme une flèche, s'élancer vers la fenêtre, écartant violemment les personnes qui lui font obstacle. — Vous constatez ainsi qu'elle exécute à fond l'acte de suicide suggéré.

Le sujet étant trouvé mort dans la rue, qui pourrait dire s'il y a eu suicide ou homicide ?

Dans le même ordre d'idées on peut faire accomplir à des sujets, soit séance tenante, soit à échéance, des vols aux étalages des grands magasins.

J'ai vu déjà un certain nombre de cas de ce genre et j'ai constaté que les délinquants étaient inconscients de leur action au moment où ils l'ont accomplie. Ils étaient vraisemblablement ou bien suggestionnés ou bien en période somnambulique spontanée ; car les objets dérobés étaient de peu de valeur et, d'autre part, ils n'avaient fait aucun effort pour se soustraire aux regards des surveillants des établissements où ils avaient opéré.

Voici encore une particularité de l'état hypnotique qui mérite, au point de vue médico-légal, d'être prise en considération d'une façon très sérieuse, c'est l'aptitude toute spéciale qui se développe chez les hypnotisés à être mis temporairement en état de somnambulisme lucide (et par conséquent à recevoir des suggestions), sous l'influence d'un regard rapide ou des doigts présentés inopinément dans leur champ visuel.

Cette catégorie de sujets qu'on connaît peu, qui vivent de la vie commune, que vous rencontrez autour de vous, sans connaître leurs aptitudes secrètes, — vous pouvez donc à un moment donné les arrêter en pleine rue, suspendre le cours de leur vie intellectuelle, leur donner des idées qu'ils n'avaient pas, changer du tout au tout leurs dispositions mentales et les laisser retourner à leurs affaires avec des suggestions nouvelles. — Qu'un hypnotiseur par exemple rencontre au tribunal un sujet de cette espèce venant déposer en faveur de telle ou telle personne. Connaissant sa puissance fascinatrice, il le regarde fixement, le met en somnambulisme et le suggestionne de faire une déposition contraire à celle qu'il voulait faire : — le sujet acceptera et agira dans le sens de la suggestion.

Ce sont là, Messieurs, des choses véritablement extraordinaires et vous pourriez aisément m'accuser d'improviser devant vous une scène de roman. — Je vais faire tout à l'heure passer devant vous le sujet auquel je viens de faire allusion, et vous allez voir avec quelle facilité cet homme, qui est intelligent et actif, va instantanément passer de l'état de veille à l'état de somnambulisme, devenir inconscient, se laisser charger d'une suggestion et la mettre à exécution sans savoir pourquoi il agit.

SOMNAMBULISME SPONTANÉ. — SUGGESTIONS SPONTANÉES

Je vous ai précédemment parlé de l'état de somnambulisme qui se développe spontanément chez certains individus prédisposés. — Cet état mental, ordinairement nocturne, ainsi que l'indique son nom, est connu depuis fort longtemps, et chacun de vous a présentes à l'esprit les histoires merveilleuses racontées à ce sujet. Les études d'hypnotisme moderne l'ont classé et défini nosologiquement. — On sait maintenant que l'état somnambulique n'est pas absolument lié à la période du sommeil naturel, mais qu'il se rencontre, soit d'une façon expérimentale, soit d'une façon spontanée à l'état de veille, et qu'en un mot il y a des sujets qui dorment les yeux ouverts.

M. le Dr Motet dans cet ordre d'idées a rendu compte d'une très intéressante affaire (1).

Le nommé D... fut arrêté à neuf heures et demie du soir par des agents des mœurs qui déclaraient l'avoir vu rester plus d'une demi-heure dans un urinoir public et commettre des actes contraires à la morale ; il fut jugé et condamné à trois mois de prison pour outrage public à la pudeur et écroué à la Santé. Chose bizarre ! il paraissait comme hébété et ne se souvenait pas d'avoir été condamné. Ce ne fut que quelques jours après son incarcération qu'il revint à lui et put prévenir son patron de ce qui lui était arrivé.

D... avait été soigné quelques années auparavant à l'hôpital Saint-Antoine, chez le Dr Mesnet, qui avait reconnu chez lui une prédisposition nerveuse des plus marquées, et l'avait mis plusieurs fois en somnambulisme.

(1) Voir *Annales médico-psych.*, 1881, t. I, p. 472.

D... ayant interjeté appel, fut soumis à l'expertise médico-légale du Dr Motet qui, connaissant ses antécédents, n'hésita pas, avec l'autorisation du président, à l'endormir dans la Chambre du Conseil, en présence des magistrats, afin de leur permettre d'apprécier directement les choses. M. Mesnet appelé par son confrère répéta ensuite devant eux des expériences qui furent jugées tellement concluantes que la Cour, infirmant le jugement précédent, affirma la complète innocence de D..., à l'égard des faits honteux qui lui étaient reprochés, contre lesquels protestait d'ailleurs sa bonne réputation.

Autre fait non moins intéressant (1).

M. le Dr Girault (d'Onzain) avait à son service une jeune domestique, chez laquelle il provoquait souvent le sommeil magnétique. A quelque temps de là, M. le Dr Dufay, médecin de la prison de Blois, en faisant sa visite, reconnaît cette jeune fille qui lui apprend, au milieu des larmes et des sanglots, qu'ayant quitté la maison de M. Girault, elle est entrée au service d'une dame de Blois qui vient de la faire arrêter pour vol.

Comme j'avais vu, dit M. le Dr Dufay, mon confrère Girault provoquer chez elle le sommeil hypnotique, je l'imitai et il me suffit de mettre ma main sur le front pour provoquer le somnambulisme. Alors je l'interrogeai, et elle nous raconta qu'elle n'avait jamais eu la pensée de voler sa maîtresse, mais qu'une nuit il lui était venu à l'idée que certains objets de valeur appartenant à cette dame seraient plus en sûreté dans un autre meuble où elle les avait placés. Elle les avait changés de place, se réservant d'en informer sa maîtresse.

(1) Cullere, *Magnétisme et hypnotisme*. J. B. Baillère, Paris, 1886, p. 379.

Mais comme le souvenir ne persistait pas au réveil et, comme d'autre part, enfermée chez elle pendant la nuit, la dame ne voyait jamais sa bonne en état de somnambulisme, elle crut à un vol et porta plainte contre elle.

J'allai aussitôt raconter ces faits au juge d'instruction. Celui-ci m'écouta avec bienveillance, mais non sans un sourire d'incrédulité.

Cependant, il voulut bien, le lendemain, m'accompagner à la prison. La prisonnière, endormie de nouveau, répéta tout ce qu'elle m'avait dit la veille. Le magistrat écoutait avec attention, prenait des notes très détaillées, se faisant décrire la chambre, le meuble, le tiroir, où étaient placés les objets recherchés.

Aussi lorsque, sorti de la prison, il se transporta chez la dame volée, il alla droit à la cachette et en retira les objets disparus, au grand ébahissement de la propriétaire. L'innocence de la prévenue était assez clairement démontrée, et sa maîtresse alla elle-même la chercher à la prison en lui faisant des excuses.

Vous voyez, Messieurs, que la question du somnambulisme spontané est de celles qui peuvent être soumises au jugement des tribunaux. Nous ne savons encore que très peu de choses au sujet des questions qui touchent à sa genèse. C'est une étude toute neuve qui est à créer.

A mesure qu'on recherchera les cas de somnambulisme spontané, on les retrouvera plus souvent qu'on ne le pense, et vous voudrez bien vous rappeler, si un jour vous êtes appelés à reconnaître l'état mental des sujets incriminés, qu'il y a des caractères somatiques indiscutables que vous devez rechercher, et que vous devrez soigneusement mettre en valeur pour pouvoir venir en aide aux magistrats, le jour où ils feront appel à votre concours et à votre compétence spéciale (1).

II. Du rôle du médecin expert

Je ne saurais trop vous dire, Messieurs, combien, dans toutes les questions médico-légales qui touchent à l'hypnotisme, le rôle du médecin expert exige de prudence et de sagacité. Il ne lui suffit pas en effet de constater qu'un inculpé est hypnotisable et de faire en conséquence un appel banal à l'indulgence du tribunal. — Il faut qu'il sache exactement à qui il a affaire, de façon à pouvoir établir sur des données positives soit la complète innocence de l'individu soumis à son examen, soit le degré réel de sa responsabilité; — notre rôle est, comme on l'a dit, d'éclairer la justice et non de lui arracher des coupables.

Il arrivera certainement que des gens plus ou moins au courant de la question simuleront l'hypnotisme, croyant s'assurer ainsi l'impunité. — Le public s'imagine volontiers que c'est la chose la plus facile et que les hommes qui s'occupent spécialement de ces délicates études se laissent plus ou moins aisément surprendre. Cela n'est pas aussi aisé qu'on le croit, si vous voulez bien vous en reporter à tous les signes objectifs dont je vous ai tracé le tableau. — Vous connaissez la symptomatologie de l'hypnotisme dans ses différentes phases. Il vous suffira de constater nettement leur sériation naturelle et les différents caractères cliniques que je vous

(1) Voir les faits cités précédemment à propos du somnambulisme spontané, page 119.

ai précédemment exposés pour être fixés sur la réalité de l'état mental du sujet incriminé.

Remarquez encore qu'il n'est pas nécessaire qu'un individu vous présente dans toute leur pureté les états classiques du grand hypnotisme, pour que vous le jugiez apte à recevoir et à exécuter une suggestion. L'état le plus léger, le plus superficiel en apparence, la simple *fascination*, peut suffire pour cela ; je vais tout à l'heure vous en présenter un exemple typique.

Arrivons maintenant au cas possible où les malfaiteurs viendraient à se servir d'un individu en état de suggestion hypnotique pour faire exécuter, avec une précision d'autant plus grande qu'elle est plus inconsciente, des crimes qui leur profiteraient et auxquels ils seraient en apparence étrangers. Le *concilium* et l'*eventus*, comme disent les légistes, n'étant pas réunis en une même personne, celui qui aurait ordonné et préparé le crime échapperait au châtiment comme étant resté matériellement en dehors de son exécution, peut être même notoirement absent du lieu où il a été commis. L'autre, l'agent inconscient, y échapperait aussi comme n'étant pas moralement responsable.

Jusqu'ici les attentats de ce genre, imputables à l'hypnotisme, sont restés dans le domaine du roman. Mais rien ne dit qu'un jour ou l'autre le procédé ne soit tenté par des mains instruites, expérimentées, et en même temps perverses. — Ce jour là il faut que la justice puisse compter sur vous pour faire la lumière et assurer la répression. L'hypnotique suggestionné peut devenir un *aliéné dangereux* d'une espèce nouvelle, et la société ne doit pas se trouver désarmée devant lui.

Nul n'est forcé de se laisser hypnotiser, et le fait d'avoir livré, ne fût-ce qu'un instant, à autrui sa liberté morale suffit, croyons-nous, à créer une certaine dose de responsabilité. — N'y a-t-il pas là quelque chose d'analogue au fait de l'homme qui absorbe des spiritueux, qui boit, comme il dit, pour se donner du courage, c'est-à-dire pour détruire les scrupules de sa conscience et perdre volontairement le sentiment de sa responsabilité dans l'ivresse? — L'hypnotisé devenu criminel inconscient n'est-il donc pas coupable d'avoir remis à des influences étrangères à lui la direction de ses actes?

Lorsque vous aurez établi à l'aide de caractères objectifs patents la réalité de l'aptitude à la suggestion hypnotique; —lorsque vous aurez, à l'aide de procédés similaires, remis le sujet incriminé dans l'état mental où il a été placé au moment de la suggestion, il restera à savoir s'il s'agit simplement d'un cas de somnanbulisme naturel, d'une auto-suggestion, comme dans le faitde ce religieux dont je vous ai raconté l'histoire, ou bien s'il y a eu véritablement une suggestion étrangère, extérieure à l'individu agissant.

Je livre ces simples considérations médico-légales à vos méditations, en vous engageant à diriger votre esprit dans ces voies nouvelles et à peine explorées. Étudiez donc les points délicats que soulève l'hypnotisme moderne sous ce jour nouveau.—Vous rencontrerez certainement des faits inédits, des actes délictueux et criminels en apparence, mal appréciés du public, et quand les magistrats viendront vous demander votre concours dans certains cas graves qui intéressent l'honneur et la sécurité de vos concitoyens, vous serez ainsi à même de les seconder utilement, comme c'est votre devoir, dans leur œuvre de protection sociale.

PARTIE EXPÉRIMENTALE

Présentation d'un sujet fasciné

Je vais vous présenter maintenant, Messieurs, un jeune homme, D., licencié en droit, instruit, qui a été à plusieurs reprises dans mon service pour y être traité d'une hémi-anesthésie gauche dont il a été parfaitement guéri, ainsi que vous pouvez le constater. — Ce jeune homme avait été inutilement traité dans les services des différents hôpitaux de Paris ; il était resté plusieurs mois dans ma salle d'hommes sans que j'aie pu voir améliorer sa situation en employant tous les remèdes et procédés thérapeutiques usuels. — En présence de cette nullité de résultats obtenus, M. le docteur de Grandchamps, mon collaborateur, eut l'idée d'employer les procédés hypnotiques. A l'aide d'un objet brillant, il l'endormit au bout de quelques séances, et, remarquez bien, — il l'endormit sans susciter les symptômes du grand hypnotisme ; D... fut mis d'emblée en catalepsie et susceptible d'être suggestionné. — Au bout de quelques séances d'entraînement, on lui donna un jour la suggestion de ne plus être paralysé de la sensibilité au réveil. — Ce qui fut dit fut fait, et au grand étonnement des personnes qui nous assistaient, nous vîmes D..., au réveil, remuer son bras gauche avec énergie, et sentir la sensibilité de retour sur toutes les régions cutanées primitivement paralysées. — Après plusieurs moments de disparition passagère, la sensibilité cutanée est définitivement revenue et fixée. — Actuellement, il y a près d'une année que le malade peut être considéré comme parfaitement guéri. Il a repris sa profession d'avocat, il plaide, et même avec assez d'entrain. Lorsque ses travaux intellectuels ont été trop intenses, il se sent la tête fatiguée, et vient volontairement dans mon laboratoire se faire hypnotiser; on le met en sommeil hypnotique pendant dix à quinze minutes; il dort profondément et, au réveil, il se sent vif et dispos, et a perdu toute trace de sa céphalalgie primitive.

Je vous présente ce jeune homme aujourd'hui, Messieurs, pour vous faire voir cet état de *fascination*, qui est si caractéristique, au point de vue des phases de l'hypnotisme.

D... n'est pas un grand hypnotique, c'est un *fasciné catalepto-somnambulique*, appartenant à cette phase intermédiaire que je vous ai représentée sur mon schéma, et qui présente des caractères communs à la phase de catalepsie et à la phase de somnambulisme. — La plasticité des membres se rencontre avec la faculté de parler et de répondre, et bien plus, — c'est là le point capital qui a, au point de vue thérapeutique, une importance de premier ordre, — il est essentiellement suggestionnable, et on peut lui commander les suggestions les plus diverses qu'il accomplit avec une fougue et une précision quasi mécaniques.

D... est donc un sujet parfaitement entraîné, il vit de la vie commune, il a une existence publique, il plaide, il a une dose d'importance sociale et de responsabilité ; — eh bien ! voyez combien les conditions de la vie sociale sont précaires chez ce jeune homme, voyez avec quelle netteté, quelle soudaineté il peut être jeté instantanément dans l'inconscience et être séparé du milieu qui l'entoure ! — Il suffit, comme vous le voyez, que je présente devant ses yeux mes deux doigts, pour le voir tout d'un coup changer d'aspect. — Voyez comme ses yeux sont brillants, fixes, fixés au loin, il reste immobilisé sur place (pl. I, fig. 4); si je soulève ses bras, ils restent immobiles, en catalepsie; je donne à ses membres toutes les attitudes qu'il me plaît de leur donner, il ne fait à ce sujet-là aucune réflexion, ses membres n'ont plus l'air de lui appartenir, et si j'explore avec cette épingle la peau du bras, de la figure, du cou, vous voyez que la sensibilité a complètement disparu et que l'anesthésie est complète. — En même temps, la parole est saccadée, sèche, mécanique, sans inflexion aucune, et, comme complément, — il me tutoie.

Voilà donc, Messieurs, un spectacle bien étrange! — et voyez une fois de plus combien ces phénomènes de l'hypnose sont curieux dans leurs manifestations expressives, au point de vue de la psychologie aussi bien qu'au point de vue de la responsabilité morale! — Voilà donc un être humain, que vous voyez devant vous, qui s'est présenté alerte, dispos, vivant, et qui, sous l'influence d'un geste imperceptible, a devant vos yeux subi une transformation subite. — Il a disparu en tant qu'individualité sociale, pour devenir, quoi? — un instrument inerte, un simple automate, qui n'a plus de l'humanité que la forme extérieure, et qui, comme un appareil mécanique bien réglé, va subir toutes les suggestions quelconques que je vais lui donner, même celles qui vont constituer pour lui un moyen de suicide.

Écoutez, en effet, je l'interpelle : « D..., tu es bien disposé à faire ce que je vais te dire de faire? — Oui, Monsieur — (remarquez le timbre de sa voix). — Si je te disais de monter sur les tours de Notre-Dame, le ferais-tu? — Oui, Monsieur. — Si je te disais de te jeter par-dessus les tours de Notre-Dame, le ferais-tu? — Oui, Monsieur.

Dans un autre ordre d'idées : « Si je te disais d'aller jeter une bouteille de pétrole dans ta chambre et d'y mettre le feu, le ferais-tu? — Oui, Monsieur. — Si je te dis : Voici un homme que je te désigne, tu vas le suivre, et demain matin quand tu le verras sortir, tu tireras sur lui un coup de révolver, le ferais-tu? — Oui, Monsieur.

Eh bien! Messieurs, quoi qu'il n'entre pas dans ma pensée de faire exécuter à D... toutes les suggestions que je lui ai proposées, je suis convaincu qu'il les exécuterait scrupuleusemeet, et je m'appuie sur ce fait que, quand je lui donne des suggestions de minime importance, comme d'aller à son réveil dérober un mouchoir dans la poche d'un assistant, — d'exécuter, sous mes yeux, cinq minutes après son réveil, un assassinat fictif sur une personne désignée, — lorsque je le vois, au bout de huit jours, se présenter devant moi en prononçant avec sang-froid, d'une façon automatique, brève et saccadée, une phrase absurde que huit jours auparavant j'ai déposé dans son esprit sous forme de suggestion, pour me la répéter, — je n'hésite pas à penser qu'un sujet hypnotisé, suggestionné comme est celui que je vous présente, pourrait, à un moment donné, tombant à la merci de mains criminelles, devenir l'instrument d'un crime ponctuellement accompli, dont il serait bien difficile de pouvoir dépister les véritables incitateurs.

Comme moyen prophylactique, j'ai pour habitude, toutes les fois que D... vient se faire hypnotiser chez moi, de lui donner la suggestion de ne se laisser endormir par personne que par moi ou M. de Grandchamp. —

C'est une mesure à laquelle je vous conseille toujours d'avoir recours en pareille circonstance, pour éviter que le sujet auquel vous vous intéressez devienne l'objet de l'exploitation de personnes intéressées.

ACTIONS DES CORPS MÉDICAMENTEUX SUR LES HYPNOTIQUES

J'ai fait allusion précédemment, Messieurs, à l'action de substances quelconques, placées dans des tubes de verre bouchés et présentés à des hypnotiques.

L'état hypnotique, et c'est là encore un des points les plus curieux que j'ai étudiés dans ces derniers temps, développe chez les sujets un état d'hyperexcitabilité spéciale du système nerveux qui les rend aptes à être impressionnés par des influences auxquelles, à l'état physiologique, ils sont complètement insensibles. — Certains départements de leur plexus nerveux sont ainsi artificiellement placés au-dessus de la portée naturelle de la sensibilité, de sorte que les ébranlements, les incitations infinitésimales qui émanent des vibrations moléculaires des corps ambiants deviennent perceptibles pour ces mêmes plexus nerveux périphériques, et déterminent dans le sensorium des états tout nouveaux doués d'expressions insolites (1).

Au point de vue médico-légal, la révélation de ces faits nouveaux me paraît acquérir une importance con-

(1) Voir dans cet ordre de recherches les très intéressants travaux de Brown-Sequard.

Influences exercées sur l'encéphale par les nerfs sensitifs et sur les nerfs moteurs par les centres nerveux. — Communication à l'Académie des Sciences, 1886.

sidérable, en ce sens qu'avec des substances actives, soit diluées, soit en petite quantité, même avec des gaz, on peut produire des actions profondes sur le système nerveux des hypnotiques ; et, ces actions retentissant sur les appareils de la vie organique, peuvent troubler les phénomènes respiratoires, les suspendre même passagèrement, et amener du côté de la circulation des engorgements, des turgescences de la face avec état cyanique des plus caractéristiques. Cet ordre de phénomènes tout nouveaux que j'ai exposés déjà avec détails dans mon livre sur les « Émotions chez les hypnotiques », a une importance telle, que je n'hésite pas à vous présenter quelques expériences intéressantes sur ce point.

Pour simplifier l'étude des phénomènes qui vont passer sous vos yeux, je vais successivement vous faire voir l'action de l'eau, puis celle de quelques grammes de cognac et celle du sulfate de spartéine. — Je vais faire agir ces substances sur deux sujets différents, pour vous montrer qu'il n'y a pas là, comme on l'a prétendu, des variations individuelles. Vous verrez les mêmes substances produire des effets identiques chez les deux sujets.

Voici d'abord Gabrielle, que vous connaissez déjà : je l'endors avec la rapidité que vous savez en lui pinçant légèrement le lobule de l'oreille, et vous la voyez instantanément tomber en léthargie. — En cet état, je prends le tube que vous voyez, contenant dix grammes de cognac, je le place à gauche, en contact avec la peau, dans la région du sterno-mastoïdien. Je ne prononce aucune parole ; voyez ce qui va se passer.

L'action du spiritueux n'est pas lente à se révéler, vous voyez en effet quelques mouvements s'opérer du côté des lèvres, suivis d'autres mouvements de déglutition, les yeux s'ouvrent, et le sujet passe de lui-même en somnambulisme. — Elle parle alors, et comme d'habitude elle me tutoie : qu'est-ce que tu m'as fait boire, je suis étourdie, donne-moi à boire ? — Je fais le simulacre de lui servir un verre plein. — C'est bon, c'est à boire, à boire qu'il nous faut, et elle entonne un refrain bachique. — J'enlève instantanément le tube, le chant cesse, la parole s'éteint et le sujet, comme vous le voyez, retombe en léthargie spontanément. J'ai interrompu la communication entre les effluves irradiées du tube contenant le cognac, et le sujet, privé de son incitation, cesse de réagir, avec l'instantanéité d'une flamme de gaz que l'on éteint en fermant le robinet.

J'attends quelques instants que l'effet produit par le cognac sur le système nerveux du sujet soit dissipé, et je m'assure, comme je l'ai indiqué dans mes précédentes recherches, que le sujet est à vide, lorsque l'hyperexcitabilité neuro-musculaire a reparu aux avant-bras. — Ce phénomène s'étant produit, nous allons expérimenter un autre tube.

Voici en effet un second tube contenant dix grammes d'eau distillée. — Je place le tube au même endroit que le précédent, et vous allez voir la spécificité des phénomènes qui vont se révéler. — Dans ce cas le sujet ne s'élève pas jusqu'à la période de somnambulisme, il ne parle pas, les phénomènes rayonnent du côté des grands appareils de la respiration, ce sont les nerfs laryngés qui sont principalement en action. — Vous entendez des bruits d'inspiration sifflante, puis c'est un véritable cornage par spasme de la glotte qui se développe. En même temps la région thyroïdienne se gonfle, la face se congestionne et les muscles masséters sont pris de trismus ; il est impossible d'ouvrir les mâchoires : c'est un véritable état d'hydrophobie artificielle qu'on suscite ainsi, par l'action de l'eau, et, en laissant les choses continuer, vous voyez que cet état tétanique des muscles des mâchoires gagne les muscles du cou, du dos et des membres, et nous assistons rapidement à un véritable tétanos généralisé. — Pour faire tomber toute cette apparence de symptômes qui, s'ils étaient prolongés par des mains coupables, pourraient évidemment amener des complications graves du côté des viscères thoraciques, j'enlève rapidement le tube et vous voyez qu'ici, comme précédemment, *sublatâ causâ, tollitur effectus*. — Les mouvements respiratoires se régularisent, la détente s'opère insensiblement du côté des muscles, et Gabrielle rentre en période de léthargie normale.

Après avoir, au bout de quelques minutes, constaté que le sujet a expurgé (par le retour de la contractilité neuro-musculaire) les dernières traces d'ébranlement qui l'ont précédemment sollicité, je lui présente ce troisième tube contenant une solution au dixième de sulfate de spartéine.

Les réactions vont être ici aussi significatives que possible, et tout à fait différentes de celles que vous avez vues jusqu'ici. — Saisissez-les au passage parce que je ne puis faire ces expériences d'une façon prolongée, tant à mon avis on court de risques à déterminer des accidents imprévus du côté des viscères thoraciques.

Vous voyez que je place le tube au même endroit, je sollicite la réaction par conséquent des mêmes plexus nerveux sous-jacents. — Il est évident que les nerfs laryngés pneumogastriques et sympathiques sont vivement sollicités. — Voyez en effet ce qui se passe avec une rapidité croissante. — Le sujet présente tout d'abord quelques contractures dans la face, puis instantanément, les mouvements respiratoires s'accélèrent et deviennent répétés et anxieux, puis ils s'arrêtent et avec étonnement vous constatez qu'ils cessent complètement. — Simultanément notez comme le corps thyroïde se gonfle, comme la face devient turgescente et violacée, et comme les battements artériels se dessinent au cou avec une ampleur excessive! — et tout cela fait songer, en voyant cette distension énorme du système capillaire de la face, à une rupture possible des parois artérielles, qui pour peu que celles-ci soient friables peuvent déterminer des hémorrhagies instantanées plus ou moins graves. — Je n'insiste pas, Messieurs, sur cette expérience, que je ne répète toujours qu'avec une certaine appréhension.

Vous voyez l'action puissante que les corps produisent à distance chez les sujets en état d'hypnotisme ; — ce sont là des conditions nouvelles de réceptivité pour l'organisme humain, qui sont ainsi créées, et je crois qu'il est de mon devoir, au point de vue médico-légal, de vous donner un spécimen de ces phénomènes si complexes et qui ouvrent des aperçus nouveaux dans le domaine de la culpabilité. — Je vais devant vous réveiller Gabrielle suivant la méthode habituelle, et ce n'est pas sans surprise que vous constaterez, à son réveil, combien elle est inconsciente de tous les bouleversements qu'elle a subis dans son for intérieur, et en même temps, qu'elle ne garde aucun souvenir des expériences précédentes.

Je vous présente maintenant comme second sujet, Esther qui a déjà paru devant vous. — Je l'endors avec les procédés habituels, et une fois qu'elle est en léthargie, je place maintenant le long du cou ce même tube rempli de cognac.

Attendez quelques secondes et observez ce qui va se passer.

D'abord quelques grimaces, suivies de mouvements de la langue et des lèvres comme lorsqu'on déguste un liquide, puis, passant pareillement comme Gabrielle en période de somnambulisme, elle prononce des mots entrecoupés : *J'ai soif, je veux boire, donne moi à boire.* La parole est celle d'une personne ivre, la voix est traînante, la langue épaisse. — « Je me grise sans boire, dit-elle. » — Elle essaie de se lever du fauteuil, et retombe lourdement affaissée sur elle-même. J'enlève le tube, et vous voyez alors se dérouler en sens inverse les mêmes symptômes que vous avez vu apparaître précédemment, les mouvements de dégustation et les grimaces du début. Esther finit par retomber en léthargie.

J'attends quelques minutes que le mouvement d'ébranlement précédent qui a traversé son système nerveux soit calmé, et après avoir reconnu (à l'aide du retour de l'hyperexcitabilité neuro-musculaire aux avant-bras), que cette action est épuisée, je place au niveau du cou le tube employé précédemment et contenant de l'eau.

Presque instantanément vous voyez apparaître des phénomènes étranges qui se développent dans la période de catalepsie, sans somnambulisme. — Instantanément la physionomie d'Esther prend l'expression de la terreur, ses yeux sont largement ouverts, hagards et fixes, les traits de la face immobilisés, les masséters rigides avec impossibilité d'ouvrir les mâchoires ; — dans quelques cas même j'ai vu sortir de la salive de la bouche, comme une bave; en même temps, les muscles du tronc se raidissent et un tétanos généralisé se développe ;— et, si vous examinez cet ensemble de symptômes, n'êtes-vous pas amené à voir, dans cette expression générale du sujet, la symptomatologie expérimentale de l'hydrophobie! — et le tube provocateur de toutes ces perturbations ne contient que dix grammes d'eau. — Je n'insiste pas, et je me contente pour le moment d'appeler votre attention sur ce fait que la réaction qui vient de se produire devant vous sur Esther, est entièrement différente de celle produite par le tube précédent contenant du cognac.

J'enlève le tube, et vous voyez que la marche ascendante des phénomènes observés s'arrête, et que peu à peu le sujet privé d'incitations produites par l'agent extérieur retombe de lui-même dans la période de léthargie d'où il avait été soutiré par lui.

J'attends encore avant de présenter le troisième tube quelques minutes pour que l'incitabilité musculaire ait reparu ; ceci est je le répète de la plus haute importance, pour éviter que les réactions successives du système nerveux ne soient influencées ou même totalement modifiées l'une par l'autre.

Je place maintenant le troisième tube contenant la solution de spartéine au niveau du cou : — à peine est-il placé que la réaction commence, comme vous voyez, les nerfs du cou, hyperexcitables, transmettent instantanément aux centres les incitations nouvelles qui viennent les assaillir. — Les mouvements respiratoires s'accélèrent comme vous le constatez, la respiration s'embarrasse, vous entendez même par moment du cornage ; et en même temps une rougeur de la face avec état cyanique, une turgescence caractéristique des yeux vous annoncent un trouble profond survenu dans les appareils circulatoires, — les veines du cou sont gonflées, le regard devient terrifié, les mouvements de la respiration s'arrêtent et si je maintenais le tube plus longtemps vous la verriez se suspendre tout à fait.

En présence de ces phénomènes si caractéristiques, de ces troubles si profonds retentissant sur les grands rouages de la machine humaine, est-il possible de croire, je vous le demande, Messieurs, que ce sont là des actes de simulation, comme un certain nombre de gens qui n'ont jamais fait la moindre petite expérience personnelle se plaisent si volontiers à le répéter? — et, quel que soit le désir des sujets hystériques de se rendre intéressants (désir auquel je n'ajoute quant à moi qu'une croyance très limitée), il est incontestable que ce désir ne peut en aucune façon les porter à compromettre ainsi follement leur propre existence.

L'intérêt de la science veut que ces expériences délicates soient étudiées et suivies; je ne les pratique jamais qu'avec la plus grande circonspection, en m'attachant à n'employer que des doses minimes de médicaments actifs, et à ne produire chez les sujets que des effets fugitifs et sans danger pour eux. — Et cependant, au point de vue médico-légal, pénétrez-vous bien des conséquences qui peuvent découler de tout ce que vous venez de voir. — Qui nous dit en effet que ces symptômes d'asphyxie menaçante, d'obstructions des voies circulatoires, provoqués par des mains criminelles, ne pourraient pas déterminer des congestions pulmonaires avec hémoptysie, des ruptures de vaisseaux, d'un anévrisme, peut-être un arrêt du cœur, et alors, dans ces conditions, un assassinat étant commis, comment reconnaître la cause de la mort, comment reconnaître le coupable ?

Je viens d'enlever le tube de spartéine et vous voyez qu'une détente générale s'opère : Esther commence à respirer régulièrement et les phénomènes circulatoires reprennent leur équilibre, le calme se rétablit insensiblement, et nous arrivons comme vous voyez à la période de léthargie.

Je procède au réveil naturel suivant les procédés habituels. — Esther, passant successivement par les périodes de catalepsie et de somnambulisme, arrive à la période de réveil et ouvre les yeux naturellement. — Elle n'a, comme vous le voyez, aucun souvenir de ce qui s'est passé, et si sa mémoire est muette, néanmoins une notion vague de fatigue, de sensibilité musculaire persiste, et elle se sent, à la suite de ces expériences perturbatrices, ordinairement mal à son aise pendant une partie de la journée, et légèrement déprimée.

VIe LEÇON

PETIT HYPNOTISME. — FASCINATION

SOMMAIRE

PETIT HYPNOTISME. — DE LA FASCINATION

Définition. — Situation de l'état de fascination dans la sériation des phases de l'hypnotisme.

SYMPTOMATOLOGIE

Le sujet anesthésié, cataleptique, est suggestionable. — Le sujet jouit de la vie commune en dehors de la phase hypnotique. — Importance sociale et thérapeutique de la fascination.

EXPÉRIENCES

Présentation de différents types de sujets fascinés des deux sexes. — Groupe de sujets fascinés en commun.

Messieurs,

En dehors de ces états variés du grand hypnotisme dont je vous ai présenté les différentes phases si nettement isolées les unes des autres, il existe une autre série de phénomènes similaires, que l'on rencontre très fréquemment, et qui est en quelque sorte un mélange des différents états hypnotiques qui se trouvent reproduits en réduction chez le même sujet. Ce sont les formes avortées de grand hypnotisme.

C'est cet état mixte, combinaison des symptômes propres de la catalepsie et du somnambulisme, qui a été tout particulièrement étudié par nos éminents confrères de l'École de Nancy, qui faute d'avoir cherché à isoler les différents états les uns des autres, se sont tout particulièrement attachés à étudier les points qui touchent à la suggestion. — Ce sont ces formes incomplètes et réduites du grand hypnotisme que l'on peut considérer à part comme constituant l'état spécial du petit hypnotisme.

C'est encore ce même état mixte, étudié chez les sujets sains, qui a fait l'objet d'une étude particulière de la part du Dr Bremaud, médecin de la marine, qui l'a décrit sous le nom de « *Fascination* (1). »

Je vous le répète, ces formes spéciales de l'hypnotisme n'ont rien de nouveau en elles. — Elles ne représentent que des ébauches imparfaites du développement du grand hypnotisme; et, cela est si vrai, que nous voyons tous les jours des sujets seulement fascinés au début, et restant en suspens entre le somnambulisme lucide et la catalepsie pendant plusieurs semaines. Ils arrivent peu à peu, par l'entraînement progressif, à s'abaisser dans la série, et à descendre finalement dans la phase de léthargie franche, qui est, comme vous le savez, l'état le plus complet du grand hypnotisme (Schema, pl. I). — Ce n'est donc qu'une question de degrés, et je dirai même de maturité du sujet.

L'état de Fascination (somnambulo-cataleptique) se présente avec une série de symptômes qui appartiennent, les uns à la catalepsie, les autres à l'état somnambulique.

Les symptômes propres à l'état cataleptique sont : la fixité et l'étrangeté du regard.—C'est cette apparence spéciale de l'œil, fixe, immobile et grandement ouvert, qui

(1) Brémaud.—*De l'état de fascination chez les sujets non malades. Bulletin de la Soc. de biologie*, 1883.

se dirige soit sur un objet brillant, soit sur l'œil de celui qui le fascine, qui constitue la note caractéristique de l'état de fascination. — Les pupilles sont immobiles, comme cataleptisées et moyennement dilatées (pl. I, fig. 3). Les traits de la face sont aussi immobilisés sur place, dans l'expression muette de l'étonnement profond, et en même temps une certaine anxiété se manifeste; les sujets présentent de l'accélération des mouvements respiratoires, surtout dans les premiers temps. Les bras, quand on les soulève, gardent les attitudes qu'on leur donne, et il en est de même pour tous les muscles du tronc.

L'anesthésie de la peau est complète, ainsi que celle des muqueuses. On peut piquer la peau, à l'aide d'une épingle, d'une pince à griffes, la brûler au thermo-cautère; les fascinés ne sentent rien de ce qu'on leur fait, et ils restent impassibles, dans l'attitude qu'on leur a donnée, comme s'ils étaient en pleine léthargie.

Les symptômes propres à l'état somnambulique sont ceux-ci : — les fascinés entendent, ils répondent aux interrogations, le timbre de leur voix est modifié, et l'articulation est sèche et saccadée comme dans les véritables états de somnambulisme. — Ils ne savent où ils sont; ils ignorent qui leur parle la plupart du temps; ils ont la crédivité, et acceptent volontiers tout ce qu'on leur dit; — ils écoutent docilement et sont par conséquent facilement suggestibles. — Ils sont susceptibles d'exécuter avec une rare précision les suggestions soit immédiates, soit à échéance, et en cela ils se comportent d'une façon tout à fait semblable aux sujets appartenant au grand hypnotisme; c'est là un des points les plus intéressants de ce nouvel état. — Cette aptitude spéciale ouvre donc une voie nouvelle aux actions thérapeutiques qui peuvent s'exercer sur les différents systèmes de la vie végétative, et devenir ainsi l'objet d'applications usuelles nombreuses, ainsi que nous aurons l'occasion de le dire plus loin.

Les auteurs qui se sont occupés de provoquer l'état de fascination, ou ces états mixtes *somnambulo-cataleptiques* seuls reconnus à l'École de Nancy, ont employé principalement un objet brillant présenté devant les yeux du sujet. — Ce procédé est fatiguant et infidèle; l'emploi des miroirs rotatifs que j'ai introduits dans la thérapeutique hypnotique me permet d'aller beaucoup plus vite et avec une quasi-certitude. — En deux à quatre minutes, un sujet bien disposé, et entraîné par l'exemple de ses camarades, est complètement fasciné avec catalepsie et anesthésie cutanée. — Les sujets réfractaires aux premières séances sont peu à peu entraînés, et en général, au bout de dix à douze séances de chacune dix à vingt minutes de durée, ils arrivent comme les autres à subir l'influence des appareils.

Voici comment les choses se passent. — Au moment où le sujet prédisposé est mis en présence du miroir tournant, son œil est littéralement attiré, le regard est fixé; — il s'isole de l'extérieur, un sentiment de fatigue se développe, les paupières commencent à clignoter, peu à peu elles se ferment, il se renverse sur le dos du fauteuil et paraît dormir d'un sommeil profond. On constate alors de l'anesthésie cutanée et de la catalepsie des membres.

Il est à remarquer que, dans cet état spécial de fascination, l'isolement mental du milieu ambiant n'est pas aussi complet et profond que dans les états somnambuliques du grand hypnotisme. — Le fasciné en un mot n'est pas aussi complètement séparé. Son sommeil est plus superficiel et il conserve encore quelques liens, quelques réactions de mémoire qui lui permettent de savoir où il est et quelle est la personne qui lui adresse la parole. Néanmoins, il est parfaitement suggestible, et on peut lui donner, ainsi que je l'ai fait à différentes reprises, dans l'ordre thérapeutique, les suggestions variées.

S'il est épileptique ou hystéro-épileptique, — de ne pas avoir d'attaques pendant un certain laps de temps et d'avoir des attaques moins fortes.

S'il s'agit d'un sujet constipé, d'aller à la garde-robe au réveil (1).

S'il s'agit d'une femme ayant une suppression de règles, on lui donne la suggestion de les avoir. Cette suggestion a parfaitement réussi tout récemment encore chez une malade de mon service.

A un sujet tourmenté d'insomnies répétées, on donne la suggestion d'avoir un sommeil calme, complet, et même accompagné de rêves agréables. Le lendemain, le sujet raconte qu'il a bien dormi, qu'il a assisté à une représentation de l'Hippodrome et qu'il a été émerveillé de ce qu'il a vu.

Bien plus, un sujet très entraîné et ayant besoin de faire des efforts intellectuels pour étudier une langue étrangère, m'ayant dit que la mémoire lui faisait défaut pour apprendre certains mots, que ses forces d'attention étaient rebelles, j'eus l'idée de le suggestionner en lui disant qu'il allait être pourvu d'une meilleure mémoire et d'aptitudes intellectuelles de surcroît destinées à lui

(1) Dans un cas de constipation opiniâtre chez un sujet de mon service datant de dix-sept jours, cette suggestion a parfaitement réussi. Ce fait a été vérifié par tous les assistants qui suivaient la visite.

permettre d'accomplir sa tâche ; la chose se passa comme je l'avais souhaité, et le sujet, tout étonné des facilités nouvelles qu'il prenait pour l'étude, vint à plusieurs reprises me remercier du service que je lui avais rendu (1).

Ce qui est particulièrement remarquable dans cet état si spécial du petit hypnotisme que nous venons de décrire, c'est qu'il n'est pas incompatible avec les nécessités de la vie sociale. — La plupart des sujets sur lesquels j'ai fait ces recherches ne sont pas des malades d'hôpital, ce sont la plupart du temps des hommes occupés ; des employés de commerce, des femmes travaillant dans des magasins, qui vont, qui viennent, et que vous pouvez coudoyer à chaque pas dans la rue. — Ils sont entraînés plus ou moins par des amis ou des connaissances qui ont été en rapport avec des magnétiseurs, — ils sont instinctivement attirés vers les exhibitions publiques de séances hypnotiques par une sorte de fascination secrète, et ils viennent à propos d'un trouble quelconque, d'une fatigue cérébrale, d'un étourdissement, d'un simple vertige, d'un affaiblissement de la mémoire, se mettre entre nos mains. On les endort à l'aide du miroir tournant, et ils se trouvent soulagés ; au bout de huit jours, la dose de l'action sédative est épuisée et ils reviennent, en général, de temps en temps, renouveler leur provision de forces nerveuses. — Ce sont des types sociaux d'une allure toute spéciale, et qui n'ont pas encore trouvé d'historiographe pour les mettre en valeur.

Il est donc difficile de pouvoir avoir une statistique exacte de la proportion des sujets aptes à subir l'action

(1) On comprend la série de ressources nouvelles que ces nouveaux procédés d'action sur les phénomènes de la vie Psychique peuvent fournir à la Pédagogie rationnellement bien dirigée.

fascinatrice des miroirs tournants ; nous savons seulement qu'un grand nombre de prédiposés existent dans les divers milieux sociaux et que ceux-là vivent normalement, comme tout le monde, en conservant leurs aptitudes hypnotiques à l'état latent. — Il faut qu'un incident quelconque se développe en eux-mêmes, ou bien qu'une incitation partie de leur entourage les sollicite à se faire hypnotiser. Il n'y a donc que ceux-là qui constitueraient des éléments de statistique. — Il y a lieu de supposer donc que ce nombre, quoique déjà notable, ira en croissant, à mesure que la vulgarisation de ces mêmes phénomènes se répandra dans les différents milieux, à mesure que l'efficacité de ces actions curatives se propagera ; on aura ainsi un chiffre véritablement étonnant de sujets aptes à subir ces curieuses influences. — Pour le moment, et pour fixer les idées d'une façon tout à fait approximative, je puis vous citer ce fait : dans mon service d'hommes qui renferme actuellement trente-deux lits, occupés par des sujets de différents âges et atteints de maladies chroniques du système nerveux et même de maladies aiguës, il y en a actuellement *onze* qui sont fascinables, et parmi ces fascinables, il y a des hommes de vingt, vingt-sept, trente, quarante-cinq et cinquante ans. Par conséquent, à peu près le tiers de la population mâle.

Vous voyez, Messieurs, que ces intéressantes études ne sont pas seulement des questions purement scientifiques et spéculatives, qui touchent aux grands problèmes de la psychologie normale et pathologique. Elles ont un retentissement profond, non seulement dans les choses de la vie sociale, mais encore dans ce domaine si spécial de la thérapeutique appliquée au traitement méthodique des maladies du système nerveux. Elles ouvrent, comme vous voyez, des horizons nouveaux, et, de plus, elles mettent en œuvre des procédés tout particuliers, puisque ceux-ci n'agissent qu'en tant qu'agents physiques, et sans pénétrer sous forme matérielle dans l'organisme qu'ils modifient cependant d'une façon heureuse et efficace, et cela — sans danger, lorsqu'ils sont maniés avec prudence et discrétion.

PARTIE EXPÉRIMENTALE

A l'appui des faits que je vous ai exposés, je vais actuellement vous faire connaître plusieurs sujets fascinables, pour que vous ayez une idée nette de leur allure spéciale, aussi bien que de la soudaineté des transformations mentales qu'ils sont susceptibles de présenter. — Je vous présente de nouveau D., le jeune avocat dont je vous ai déjà retracé l'histoire pathologique dans une des précédentes séances, et que vous revoyez aujourd'hui repasser encore avec la même instantanéité en période de fascination sur la présentation de mes deux doigts dans son champ visuel (Pl. 1, fig. 2 et 3, et fig. XI).

Voici maintenant un sujet que vous n'avez pas encore vu et qui a consenti volontiers à ce que je le présente devant vous. — C'est un jeune homme de vingt-deux ans, employé de commerce dans une maison de soierie. — Tous les matins il sort pour faire la place. Son père étant à l'hôpital pour y être traité d'une affection cérébrale, il vient régulièrement le voir. Ce garçon est actif, intelligent et très impressionnable. Il a l'esprit cultivé; par une sorte d'appétition mystérieuse, que vous rencontrerez souvent, il aime à suivre les séances publiques d'hypnotisme et, m'a-t-on dit, à se faire hypnotiser. — Il trouve un certain bien être à être plongé dans cet état, et le repos qu'il y rencontre lui donne une nouvelle activité pour ses affaires. — Je lui proposai de l'endormir, et après son consentement acquis, je reconnus son impressionnabilité extrême, et son aptitude toute spéciale à la fascination. Du premier coup, arrivant dans mon cabinet, je lui présentai mes deux doigts et immédiatement, comme je le fais actuellement devant vous, il tomba en catalepsie avec anesthésie totale et inconscience de ses actions.

Vous voyez en ce moment combien sa physionomie est tout autre. Ses yeux sont fixes — il a la bouche entr'ouverte; le corps immobile, figé sur place, l'air étonné et surpris. — Il est légèrement anxieux. Il me répond et il est suggestionable. Vous remarquerez que le timbre de sa voix a modifié l'accentuation de sa parole saccadée.

Je puis le maintenir un temps quelconque dans cette période d'éclipse de ses facultés, sans qu'il me témoigne le moindre désir d'en sortir, et c'est un exemple de plus qui vous fait concevoir ces situations nouvelles bizarres artificiellement créées chez un certain nombre de sujets prédisposés, lesquelles peuvent amener dans leur vie sociale des complications de toutes sortes et les incidents les plus inattendus.

Voici encore un autre sujet fasciné, appartenant à mon service, — c'est un jeune homme d'une vingtaine d'années, atteint d'attaques d'épilepsie revenant jusqu'à deux et trois fois par jour au moment de son entrée, datant d'environ six semaines (Pl. XI, fig. du côté gauche).

Ce jeune garçon étant essentiellement fascinable, nous avons pu aussi lui donner comme traitement la suggestion de ne plus avoir ses attaques aussi fréquentes et aussi violentes. — Actuellement il n'a plus d'attaques qu'une fois par semaine, et j'espère les voir peu à peu s'espacer sous l'influence du traitement tout spécial auquel il est soumis.

Après l'avoir fasciné au début à l'aide du miroir rotatif, il suffit actuellement, soit de le regarder fixement, soit de lui présenter les deux doigts devant les yeux pour le faire tomber instantanément en fascination comme vous le voyez.

Vous voyez encore, sur la planche XI de mes collections que je fais passer sous vos yeux, différents types de sujets fascinés sous l'action des miroirs rotatifs. Dans ce groupe de sujets les uns ont les yeux ouverts, les autres les yeux fermés. — Ils sont tous devenus instantanément anesthésiques et cataleptisables.

Leurs membres conservent les attitudes qui leur ont été communiquées; la fascination s'est opérée à peine en une minute ; — et c'est ainsi qu'on peut produire une action thérapeutique sur un grand nombre de sujets rassemblés.

Voici comme dernier exemple de fascination un autre type.

Il s'agit d'un sujet du sexe féminin, trente-cinq ans, essentiellement fascinable, mère de famille de quatre enfants, et employée dans une maison de commerce, ayant sous ses ordres une certaine quantité d'ouvrières secondaires. — Cette femme, qui a quitté son travail ce matin, pour venir à ma convocation, est active, intelligente, et ne paraît pas avoir eu dans sa vie d'accidents névropathiques spéciaux. — C'est par hasard seulement qu'un de mes amis a constaté chez elle cette aptitude latente à la fascination et me l'a présentée. Vous la voyez arriver calme et tranquille : — eh bien ! il va me suffire soit de la regarder, soit de lui présenter mes deux doigts devant les yeux pour qu'immédiatement chez elle un changement d'état profond s'accomplisse ! — Vous la voyez ainsi fascinée, les yeux grands ouverts, fixes, immobiles, sa figure exprimant l'étonnement profond, la bouche entr'ouverte, la respiration légèrement anxieuse ; ses bras sont en catalepsie ; et si je lui parle elle répond, mais elle ne sait pas qui je suis, et elle a perdu toute conscience du monde extérieur duquel elle vient d'être si inopinément abstraite.. — Elle présente pareillement la crédivité somnambulique et, comme toutes ses congénères, elle est essentiellement suggestionnable, et je pourrais lui faire faire les actes les plus extravagants sans la moindre résistance.

Je vais la réveiller devant vous et vous allez voir qu'elle est tout à fait inconsciente de ce qui s'est passé ; elle va avec calme reprendre le contact du monde extérieur et rentrer chez elle, reprendre son labeur quotidien interrompu, sans la moindre notion de ce qu'elle aurait pu dire et faire dans cette parenthèse de sa vie. Et pendant ce temps, conduite par un inconnu, elle, femme honnête et probe, aurait pu inconsciemment commettre des actions criminelles et subir inconsciemment les plus profonds outrages ! — Vous voyez, Messieurs, que tous ces phénomènes propres à l'état de fascination présentent encore matière à réflexion au point de vue médico-légal, et que ce n'est pas sans une certaine appréhension qu'il faut toucher à ces questions brûlantes.

VIIe LEÇON

APPLICATIONS THÉRAPEUTIQUES DE L'HYPNOTISME

SOMMAIRE

APPLICATIONS THÉRAPEUTIQUES DE L'HYPNOTISME

I. Moyens d'action. Application des miroirs rotatifs.
1° Action isolée des miroirs.
2° Action des miroirs combinés avec les courants électriques.
3° Action des miroirs combinés avec les suggestions.
Applications au traitement des maladies chroniques du système nerveux. — Affections de la moëlle. — Ataxies. — Tremblements. — Paralysie agitante. — Tics. — Chorée. — Myélites chroniques. — Paralysies des extenseurs chez les saturnins. — Chloro-anémies. — Epilepsie. — Constipation opiniâtre de 17 jours guérie instantanément.
II. Technique des suggestions.
Guérison, par ce procédé, des paralysies hystériques anciennes.
De l'hypnotisme dans la Pathologie mentale.
Applications chirurgicales de l'hypnotisme.
Applications de l'hypnotisme dans le domaine de l'obstétrique.
III. *De l'action exercée à distance par les corps ambiants, chez les sujets en état d'hypnotisme.*

MESSIEURS,

Après avoir passé en revue les diverses phases du grand et du petit hypnotisme, après vous avoir montré les conditions physiologiques nouvelles dans lesquelles se trouvent incidemment placés les sujets, il me reste à vous faire voir quel parti on peut tirer, au point de vue thérapeutique, des états nouveaux du système nerveux qu'on a développés artificiellement en eux, et dans quelles limites il est possible d'utiliser les forces nouvelles ainsi mises en éveil (1).

DES MIROIRS ROTATIFS. — Les applications de la somniation hypnotique au traitement des maladies du système nerveux, ne sont encore aujourd'hui qu'à leurs débuts; mais il faut bien le dire, les résultats obtenus par cette nouvelle méthode de traitement, aussi bien à Paris qu'à Nancy et ailleurs, sont suffisamment nombreux et authentiques pour qu'on puisse les considérer dès maintenant comme un moyen nouveau de thérapeutique active.

Seulement dès le début se dresse devant nous un obstacle restrictif, — la méthode n'est pas applicable à tous les individus, elle ne peut être mise en œuvre que chez certains sujets prédisposés, et par cela même elle est soumise à une certaine sélection. — Le problème consiste donc, non pas tant à diriger les actions hypnotiques d'une façon méthodique, qu'à élargir le cercle des élus et à rendre éligible le plus grand nombre. Il s'agit donc de faire apparaître chez des sujets en apparence réfractaires certaines aptitudes hypnotiques qu'ils possèdent plus ou moins à l'état latent.

C'est donc dans cette direction que les efforts des médecins doivent se diriger, de façon à multiplier le plus possible le nombre des sujets hypnotisables, car l'effet hypnotique étant produit, on peut dire que la guérison est presque certainement assurée.

C'est dans cet ordre d'idées que je me suis mis à chercher des procédés plus expéditifs et plus puissants que

(1) On lira avec intérêt un très intéressant travail de MM. les docteurs Fontan et Ligard sur les effets de la suggestion hypnotique dans un cas de sclérose en plaques. *Revue de l'hypnotisme*, fév. 1889.

ceux employés jusqu'à présent, — tels que la fixation prolongée du regard, — la présentation d'un objet brillant au devant du front, ainsi que l'a conseillé Braid, la répétition d'un son monotone aux oreilles du sujet, etc...

En présence, en outre, de l'infidélité des résultats obtenus chez un certain nombre de sujets à moitié dociles, de la fatigue imposée au médecin, des pertes de temps et d'attention, j'ai pensé à mettre en œuvre des moyens mécaniques, des objets brillants en rotation, en utilisant l'action de l'objet brillant par lui-même et l'action de cet objet en mouvement. — L'instrument était tout trouvé et réalisé pratiquement dans cet engin de chasse que l'on emploie pour attraper les alouettes, le miroir à alouettes, lequel est constitué comme chacun de vous le sait par une série de petits miroirs plaqués sur une pièce de bois se mouvant dans le sens horizontal et réfléchissant autour d'eux dans tous les sens des vibrations lumineuses. — Faisant immédiatement l'application de cette idée théorique, je constatai non sans étonnement que l'action spéciale de ces miroirs rotatifs qui fascinent l'œil des alouettes, exerçait les mêmes actions fascinatrices sur l'œil humain, et qu'au bout de quelques minutes, des sujets non hystériques, placés devant ces appareils en mouvement, tombaient dans un état de sommeil spécial, caractérisé par de l'anesthésie cutanée et de la catalepsie des muscles avec perte de connaissance. — Je reconnus que ce sommeil spécial, qu'en raison des conditions de sa production je propose d'appeler *sommeil mécanique*, était apte à déterminer un état nerveux tout particulier, diminutif du grand hypnotisme, et que, au point de vue des applications thérapeutiques, il présentait des ressources d'un intérêt tout nouveau.

Muni de ce précieux moyen d'action, agissant d'une façon continue et je dirais même d'une façon certaine et rapide, je pus donc, ainsi que je vais en faire passer des spécimens variés sous vos yeux, étendre le cercle des actions hypnotiques à un grand nombre de sujets atteints de maladies du système nerveux, que l'on n'avait pas jusqu'à présent songé à faire bénéficier des avantages du sommeil hypnotique. — C'est ainsi qu'après avoir produit la somniation chez les sujets hystériques d'abord, puis chez les épileptiques francs, je suis arrivé à en faire l'application aux maladies organiques du système nerveux qui, à ma grande surprise, ont été très notablement amendées. — J'ai pu successivement agir chez des tabétiques, chez des hémiplégiques, chez des paraplégiques, chez des choréiques, et dans ces derniers temps, chez des saturnins avec paralysie des extenseurs, et chez un autre sujet atteint de paralysie agitante que je vous présenterai tout à l'heure et dont l'amélioration en six semaines de traitement a fait des progrès véritablement extraordinaires (1).

La mise en œuvre des miroirs rotatifs est donc destinée à prendre une grande place dans la thérapeutique hypnotique, attendu qu'elle a un caractère pratique et qu'elle est absolument sans danger. — Elle étend le champ des actions hypnotisantes sur un plus grand nombre de sujets, et elle permet d'agir avec une plus grande rapidité et une puissance d'action jusqu'ici inconnues aux autres agents. — Elle évite par conséquent la fatigue au médecin qui peut, à l'aide d'un seul appareil, hypnotiser à la fois un grand nombre de sujets ; c'est ainsi qu'on peut dire que c'est un agent thérapeutique actif, rapide et infatigable.

(1) Communication à la Société médicale des hôpitaux. — Séance du 22 mars 1889.

L'action thérapeutique des miroirs rotatifs peut être employée : 1° soit seule ; 2° soit combinée avec l'électricité ; 3° soit combinée avec les suggestions.

Il est de toute nécessité, avant de commencer l'hypnotisation, que le sujet soit parfaitement consentant à l'opération qu'on lui demande, et qu'il désire même être endormi. Ce point obtenu, le manuel opératoire est des plus simples; on doit le placer d'abord dans une chambre isolée, loin du bruit et des agitations du milieu ambiant, on le fait asseoir dans un fauteuil bien rembouré qui lui permette de reposer sa tête à l'aise; puis on présente devant lui, à hauteur de ses yeux, sur un support quelconque, le miroir en rotation. Une fois en présence de ce miroir, l'œil du sujet suit ses mouvements; il prend le contact avec lui et le fixe attentivement; au bout de quelques minutes, dans les cas favorables, deux, quatre, six, les paupières se fatiguent, elles se rapprochent insensiblement et se ferment, la tête se renverse en arrière et le sujet dort d'un sommeil qui paraît le sommeil naturel.

Et, si vous l'examinez maintenant, vous constaterez que ce n'est pas du sommeil naturel dont il est envahi. — Le sujet est en plein plongé dans l'état de fascination dont je vous ai parlé précédemment. Il présente en effet, en réduction, les éléments caractéristiques du grand hypnotisme qui se sont fusionnés en lui. — Ainsi il a l'anesthésie générale de l'état léthargique, la plasticité des

(1) Il est bon de remarquer que les sujets mis en présence des miroirs rotatifs n'arrivent pas tous de prime saut à l'état complet de la fascination. — Ils passent par différents états intermédiaires pour arriver au sommeil complet. — D'abord c'est un premier stade superficiel tout à fait analogue au sommeil naturel — avec réveil facile au moindre bruit. — Puis le sommeil devient plus profond, sans anesthésie ni catalepsie; et ensuite le véritable état de fascination s'accentue au fur et mesure que les séances se prolongent.

membres de l'état cataleptique, il a la crédivité et le timbre spécial de la voix de l'état somnambulique, de plus il est apte à s'imprégner de suggestions et à les exécuter. — Il présente donc, comme je vous le disais, sous une forme réduite le véritable fusionnement des différents symptômes que nous avons précédemment passés en revue.

La durée de ce sommeil spécial peut se prolonger pendant plusieurs heures, le réveil a lieu naturellement lorsque le sujet est abandonné à lui-même : pendant tout le temps de ce sommeil la physionomie est calme et tranquille, elle exprime une véritable béatitude.

Lorsque l'on veut provoquer le réveil, la chose doit s'opérer avec douceur et méthode, on dit au sujet par exemple, en lui parlant bas à l'oreille : Vous allez vous réveiller dans une minute, et à votre réveil vous serez gai et content. — L'incitation impérative chemine tout doucement, sans secousses, dans le cerveau, et au bout du temps marqué le sujet se réveille avec une physionomie de satisfaction.

Ce procédé de somniation ne produit pas en général d'emblée un sommeil profond : l'action n'est au début que très superficielle ; au moindre bruit le sujet se réveille, mais au bout de trois ou quatre séances, l'action somnifère des miroirs se prononce, et l'on voit les sujets de plus en plus fascinés tomber dans un profond sommeil. — Ils peuvent même au bout d'un certain temps descendre peu à peu en période de léthargie profonde.

Les sujets qui ont été ainsi traités deviennent au fur et à mesure d'une sensibilié exquise, et au bout d'un certain temps d'entraînement, il n'est plus nécessaire d'avoir recours vis-à-vis d'eux aux miroirs rotatifs ; ils tombent avec une instantanéité vraiment surprenante de l'état de veille consciente à l'état de fascination inconsciente, rien que par la présentation de deux doigts devant leurs yeux. — Je vous montrerai tout à l'heure des cas de ce genre, et je réitère la recommandation dont je vous ai déjà parlé, en présence de cette susceptibilité si spéciale de certains sujets, de leur répéter de ne se laisser endormir par aucune personne autre que moi, ou désignée par moi.

1° *Action isolée des miroirs rotatifs.* — Cette action isolée se résume à produire le sommeil mécanique chez un sujet par un miroir en rotation et à le laisser dormir ainsi tranquille, pendant 20 à 30 minutes par séance, *sans lui donner de suggestion.*

Cet état de somniation du cerveau que l'on provoque mécaniquement et qui se manifeste par des réactions si spéciales, anesthésie des téguments, plasticité des muscles, crédivité, somnambulique, etc., — cet état, dis-je, paraît avoir des propriétés sédatives véritablement extraordinaires ; — nous voyons en effet tous les jours un certain nombre d'anciens malades, névropathiques de toutes variétés, qui ont été tellement soulagés par cet état de sommeil d'origine mécanique, qu'ils viennent spontanément tous les huit ou dix jours se faire hypnotiser à nouveau dans mon cabinet de consultation à l'hôpital pour bénéficier du bien être qu'ils en éprouvent, — comme nous voyons les morphinomanes recourir à la piqûre de morphine qui les a une première fois soulagés.

Ainsi, dans les cas d'insomnie prolongée, de fatigue cérébrale, de sensation d'étourdissement et de vertige — chez certains sujets épileptiques vertigineux, soumis à des attaques de colère irrésistibles, l'action quotidienne du sommeil mécanique a amendé d'une façon tout à fait caractéristique les troubles nerveux sus indiqués. — Bien plus, dans le domaine des régions intellectuelles, nous avons pareillement obtenu des résultats inattendus; chez une dame névropathique dont la mémoire et les forces d'attention cérébrales étaient insuffisantes pour accomplir un labeur donné (prendre et retenir des leçons d'anglais) nous avons pu, en produisant chez elle le sommeil, (je dirai même à notre insu), lui donner ce qui lui manquait; je dis à notre insu. Car quelques jours après la séance où elle avait été endormie, cette personne nous dit qu'elle s'était trouvée reconfortée par le temps de sommeil dans lequel elle s'était reposée à fond, ce qui lui avait permis d'être plus attentive et de retenir mieux les leçons qui lui étaient données et qui ne laissaient jusqu'à présent que des traces insuffisantes dans sa mémoire (1).

Dans le domaine des troubles du système nerveux, nous avons obtenu des résultats non moins surprenants, et en particulier chez ce sujet atteint de paralysie agitante que je vous présente en ce moment; c'est la première fois que depuis trente ans que je vois des malades semblables, et j'ai vu survenir une amélioration aussi rapide et aussi accentuée.

Cet homme que vous voyez, jeune encore, et qui présente seulement quelques oscillations des mains, a été soumis au traitement hypnotique depuis six semaines. Sa maladie remonte à plusieurs années, elle a fait des progrès insensibles, au point que dans les derniers temps, lorsqu'il est arrivé, les mouvements d'incoordination étaient tels qu'il ne pouvait plus porter depuis longtemps un verre d'eau à la bouche; il était obligé de

(1) Cette observation si curieuse sera ultérieurement publiée.

baisser la tête, et le verre étant sur la table, de boire en ne se servant que de ses lèvres ; la préhension des aliments solides était presque impossible ; le tremblement des mains était continu, il y avait raideur des muscles du cou et le facies typique avec immobilité des traits de la face, figés, immobiles sur le squelette osseux. — Pour tous les médecins qui ont vu ce malade, le diagnostic paralysie agitante était indiscutable. Eh bien, Messieurs, ce malade que vous voyez en ce moment-ci, qui a le teint coloré, le regard vivant, la tête parfaitement mobile, qui peut porter comme vous le voyez un verre d'eau à ses lèvres, qui se sent revivre en un mot, qui a récupéré dans sa main droite une certaine dextérité qui lui a permis de m'écrire quelques paroles de remercîment, cet homme, dis-je, doit cette récupération presque complète de toute sa santé aux bienfaisants effets du sommeil hypnotique ; — et au bout de combien de temps ce résultat si merveilleux a-t-il été obtenu ? — Au bout de six semaines de traitement avec trois séances par semaine (1) !

Comment a agi cette médication empirique ? — Quelles sont les régions profondes du système nerveux qui ont été mises en action, et qui ont pu ainsi contribuer à l'équilibration générale des forces nerveuses ? — Je n'en sais absolument rien ; ce sont là de mystérieuses questions dont je laisse aux physiologistes futurs le soin de débrouiller les inconnues ; — pour le moment contentons-nous des résultats acquis.

Voici encore un autre malade qui a dû au traitement employé une rapide amélioration, amélioration d'autant

(1) Ce malade a été présenté à la Société médicale des hôpitaux de Paris. — Séance du 22 mars 1889.

plus intéressante qu'il avait été déjà inutilement traité dans un hôpital spécial. — Vous le voyez, c'est un homme d'une cinquantaine d'années, qui actuellement exerce la profession de courtier en fonds de commerce, profession qui exige des marches prolongées; il était atteint de tics dans la région de la nuque avec renversement subit de la tête en arrière ; il marchait ainsi dans les rues de Paris en attirant l'attention des passants par l'étrangeté de ces mouvements de la tête, qui au bout d'un certain temps provoquaient des sensations de vertige. — J'entrepris son traitement : il fut soumis uniquement à l'action des miroirs rotatifs ; depuis six semaines il vient trois fois par semaine se faire hypnotiser, et depuis ce temps ses troubles nerveux si pénibles et doués d'un caractère si répulsif se sont tellement amendés, qu'il m'a dit, il y a près de trois semaines, avoir pu reprendre son travail quotidien comme autrefois et n'avoir plus de tic dans le cou, si ce n'est le soir des jours où il s'est encore trop fatigué à marcher ; — il se considère du reste comme à peu près guéri.

J'ai tenu, Messieurs, à vous présenter ces deux malades pour vous montrer l'heureuse intervention des procédés nouveaux dont je préconise l'emploi, et dont vous voyez les résultats aussi nets que rapides. — Il y a évidemment là des faits suffisamment éloquents qui viennent appuyer tout ce que je vous ai annoncé.

J'ajouterai encore à tout ceci que, chez d'anciens hémiplégiques, chez d'anciens paraplégiques, frappés d'incontinence des urines et des matières fécales, j'ai pu obtenir, à l'aide de cette méthode, non seulement l'arrêt de cette complication morbide, mais encore une certaine récupération de forces motrices, en vertu de laquelle ces sujets ont pu arriver à se mouvoir, à faire quelques pas dans la salle, choses qu'ils ne faisaient plus depuis plusieurs mois — et cette amélioration s'est faite pareillement en un très court délai, et s'est maintenue.

2° *Action des miroirs rotatifs combinés avec l'électrisation.* — Je vous ai dit que les individus en période de sommeil mécanique présentaient entre autres particularités ce phénomène remarquable d'être complétement anesthésiques, de pouvoir être piqués, pincés et incisés même par un bistouri, sans en avoir la moindre conscience. — Cette particularité spéciale d'insensibilité cutanée peut être très heureusement mise à profit, au point de vue thérapeutique, car elle permet d'agir sur eux à l'aide de courants électriques qu'une peau à l'état normal ne pourrait pas laisser passer. — C'est là, comme vous le voyez, un fait d'observation d'une très grande importance, qui peut ouvrir à l'électrothérapie des horizons nouveaux, car on peut ainsi employer des courants très puissants, qui peuvent aller susciter des muscles profonds, et raviver la puissance dynamométrique dans leurs fibres torpides. — Cette méthode m'a permis de rétablir ainsi la puissance motrice chez un certain nombre de sujets dont les muscles, atrophiés et électrisés à l'état de veille, ne pouvaient pas être mis en contractures à cause de la sensibilité de la peau qu'il fallait traverser. Et ces mêmes muscles, à l'aide de courants plus forts, pouvaient être chez le même sujet mis en état de contraction pendant l'état de fascination.

Dans cet ordre de faits, je vous citerai particulièrement certains ataxiques dont les muscles des membres et du tronc, ainsi électrisés pendant leur sommeil, ont pu permettre au sujet frappé d'impotence de pouvoir se tenir debout et se promener dans la salle après un traitement de trois semaines.

Nous avons particulièrement usé de ce procédé chez un ouvrier peintre que je vais vous présenter, et qui est arrivé il y a deux mois dans mon service avec une paralysie complète et une atrophie des extenseurs. — Il y a quatre ans, cet homme a eu des accidents semblables, et n'a pu reprendre ses travaux qu'au bout de dix-huit mois ; actuellement, vous le voyez, les forces sont revenues dans les bras, la puissance motrice a été récupérée en partie dans les avant-bras, le sujet peut se servir de ses mains pour prendre ses aliments, boutonner ses vêtements, mouvements qu'il était complètement incapable d'accomplir il y a six semaines. Vous voyez qu'ici nous avons obtenu non seulement des résultats utiles, mais encore des résultats rapides, puisque la première attaque a nécessité huit mois de traitement et la seconde a été guérie sous notre direction en deux mois et demi.

3° *Action des miroirs rotatifs combinée avec les suggestions.* — Une des particularités les plus remarquables de ces états de fascination que nous étudions en ce moment, est de développer chez les sujets des aptitudes aux suggestions.

On peut donc, chez eux comme dans le grand hypnotisme, leur imposer d'emblée des suggestions thérapeutiques qu'ils acceptent, qu'ils exécutent, et leur permettre de trouver dans cette opération un procédé facile et rapide de produire, ainsi que je vous en citerai des exemples, séance tenante, des guérisons de certaines anesthésies avec une soudaineté qui pourrait passer comme véritablement miraculeuse.

Les sujets ainsi fascinés sont pareillement susceptibles d'obéir à des suggestions immédiates ou à distance.

Lorsqu'il s'agit de suggestions immédiates, et en particulier de suggestions relatives à la récupération de la sensibilité dans tout un côté du corps, il est bon de procéder avec une certaine prudence, et de le préparer à l'opération dont il va être l'objet, sous peine, en effet, de voir éclater des perturbations profondes du côté de l'innervation cardio-pulmonaire.

Au début de ces études, j'ai été témoin de phénomènes d'une haute gravité en hypnothérapie.

Dans une circonstance donnée, chez une jeune femme entrée dans mon service pour y être traitée d'une hémianesthésie hystérique, je la mis rapidement en état hypnotique et lui donnai la suggestion de récupérer à son réveil la sensibilité dans tout le côté paralysé. — La chose s'exécuta ponctuellement, et l'anesthésie disparut tout entière au moment du réveil ; mais, quelle ne fut pas ma surprise d'apprendre le lendemain matin que cette jeune femme, deux heures après l'opération, avait été prise d'anxiété insolite, de suffocations répétées avec toux opiniâtre et expulsion de sérosités bronchiques abondantes et sanguinolentes ; le tout suivi d'une arythmie cardiaque et de paralysie du diaphragme avec apnée. — Les symptômes qui arrivèrent rapidement, sans cause appréciable connue, à cet état de gravité insolite, se prolongèrent une partie de la journée et ne furent amendés que le lendemain seulement ; cette malade n'avait jamais présenté de symptômes semblables dans mon entourage, l'origine des perturbations subites cardio-pulmonaires resta inconnue ; mais, quant à moi, en raison de la rapidité de l'invasion et des caractères spéciaux de l'innervation cardio-pulmonaire, je n'hésitai pas à penser qu'il s'agissait là d'un véritable trouble survenu dans les foyers d'innervation centrale par le fait du rétablissement des courants sensitifs dans la partie du corps paralysée, ceux-ci ayant dérivé à leur profit une portion de l'influx nerveux condensé dans les centres nerveux.

Chez un homme atteint d'une hémiplégie sensitive et traité d'une façon trop rapide, j'ai constaté pareillement, aussitôt après le retour de la sensibilité, des anxiétés respiratoires subites avec anhélation, — phénomènes, du reste, qui n'ont été que passagers, et ont disparu au bout de quelques heures.

Il est bon d'être prévenu de la possibilité de pareils incidents qui pourraient à un moment donné mettre le médecin traitant dans un grand embarras. Ce n'est pas impunément qu'on manipule ainsi les courants nerveux chez l'être vivant.

Un sujet frappé de monoplégie brachiale, dont je fis constater l'existence par deux de nos collègues de la Charité, fut guéri instantanément après quelques séances d'entraînement, en lui disant qu'au réveil, il allait pouvoir mouvoir volontairement son bras. Le retour de la motricité s'effectua instantanément et le malade guéri put sortir de l'hôpital et reprendre ses fonctions de cocher; cette monoplégie datait de plus d'une année (1).

Chez deux sujets actuellement dans nos salles, atteints tous deux de myélite chronique et de constipa-

(1) J'ai appris plus tard que la paralysie du bras était revenue à la suite d'excès alcooliques.

tion, datant chez l'un de sept jours, et chez l'autre de dix-sept jours, avec ballonnement du ventre, nous avons pu guérir ces constipations par des incitations suggestives instantanées. — On se préparait chez le deuxième sujet à employer les grands remèdes, tels que les courants continus ; — toutes les autres médications, drastiques et laxatives, ayant continuellement échoué, j'eus alors l'idée de pratiquer l'hypnotisme à l'aide des miroirs, et de suggestionner ces deux sujets d'aller à la garde-robe aussitôt le réveil. — Ceci se passa en pleine salle, en présence de tous les assistants habituels qui suivent mes visites et qui furent aussi surpris que moi d'entendre le malade, aussitôt réveillé, réclamer immédiatement le bassin pour aller à la garde-robe ainsi que je le lui avais prescrit. — Depuis cette époque, cette constipation opiniâtre fut vaincue.

Chez les hystériques et chez les épileptiques à grandes attaques le traitement par les suggestions méthodiquement pratiqué, soit tous les deux jours, soit deux fois par semaine, est susceptible d'amener encore des effets très satisfaisants. — Les suggestions à donner consistent seulement à éloigner les attaques et à diminuer leur intensité.

On crée ainsi dans le cerveau une sorte de préoccupation latente qui fait que les sujets sont toujours tenus en arrêt. Elle agit ainsi inconsciemment (sur les *déclanchements internes* qui produisent les attaques), et un grand nombre d'entre eux racontent qu'ils sentent leurs attaques avorter, et qu'au moment où elles devraient avoir lieu il se passe en eux quelque chose d'insolite, des éblouissements, des vertiges, et que tout s'arrête là. — Chez les sujets épileptiques et hystériques entrés dans notre service pour y être traités d'attaques revenant tous les trois ou quatre jours, nous avons pu ainsi espacer leur retour, et chez un jeune sujet qui a quitté l'hôpital depuis dix mois, j'ai pu constater qu'il avait pu reprendre son travail de typographe sans la moindre crise. — Il vient seulement une ou deux fois par mois, lorsqu'il se sent trop nerveux comme il dit, se faire hypnotiser et calmer ses nerfs.

Dans le traitement de la morphiomanie nous avons pareillement employé la suggestion avec quelque succès; on donne par exemple au sujet la suggestion de diminuer progressivement la dose de morphine injectée, et d'habitude on arrive à une diminution méthodique, mais il faut bien le dire — chez ces sujets imprégnés de morphine, les réactions du système nerveux sont très souvent infidèles et les suggestions ne sont pas durables ; le sujet obéit aux suggestions tant qu'il est à l'hôpital, mais quand il a été amendé, il demande sa sortie, et une fois dehors, au bout d'un temps variable, il revient bien vite à ses inéluctables habitudes.

TECHNIQUE DES SUGGESTIONS

Chez les sujets plongés dans l'état soit de petit soit de grand hypnotisme, s'il s'agit de troubles nerveux récents à traiter, sans lésions anciennes, les procédés à employer pour les suggestionner sont très simples : — ils consistent, comme nous l'avons indiqué déjà, à donner impérativement au sujet l'ordre de ne plus avoir au réveil la maladie dont il souffre, de ne plus être paralysé de la sensibilité du bras, de la jambe, etc. La plupart du temps ces réactions curatives s'opèrent d'une façon instantanée. Seulement il faut bien prendre garde que les résultats aussi rapidement obtenus ne sont pas toujours durables; pour les fixer d'une façon définitive, il faut revenir à plusieurs reprises à suggestionner le sujet.

En général la durée de la suggestion paraît en rapport avec la durée du sommeil préparateur; ainsi, chez un anesthésique qui ne dormait que dix à quinze minutes, la sensibilité reparaissait au réveil, et durait deux heures, deux heures et demie, trois heures, et lorsque je le fis dormir une demi heure et même une heure, j'obtins ainsi au réveil une fixité de la sensibilité beaucoup plus prolongée et persistant huit et dix heures.

D., qui dans les premiers temps du traitement n'avait récupéré sa sensibilité que d'une façon instable, finit par la récupérer d'une façon définitive par des séances quotidiennes et prolongées; il y a actuellement une année que la curation a été faite, et la sensibilité a persisté.

Dans les cas de grand hypnotisme, et surtout quand il s'agit de ces paraplégies prolongées comme on en rencontre si fréquemment chez les hystériques, il est rare qu'une suggestion extemporanée réussisse d'emblée. Il faut avoir recours à des procédés détournés, employer des moyens d'approche successifs et ne donner l'assaut définitif qu'après avoir longtemps à l'avance préparé le terrain.

Vous connaissez tous ces cas de paraplégie chronique que l'on rencontre chez les sujets hystériques survenus à la suite de crises, et qui persistent, malgré tous les moyens thérapeutiques employés, dans l'état stationnaire. — Ces états morbides, que l'on garde par habitude dans les services de médecine après avoir inutilement employé toutes les médications usuelles, sont justiciables des procédés de la thérapeutique hypnotique au premier chef et dans une certaine limite peuvent être très efficacement traités.

J'ai actuellement à mon actif un certain nombre de guérisons de ce genre traitées suivant les procédés que je vais vous indiquer (1).

Le sujet frappé d'impuissance motrice et d'anesthésie étant, par un procédé quelconque, mis en état hypnotique, on le fait passer en somnambulisme lucide ; par ce fait même il est directement suggestionnable et exécute ce qu'on lui dit de faire. On lui dit d'abord par suggestion de remuer ses membres sur place, il les remue ; puis de sortir du lit, — il descend ; — de se tenir debout, il le fait encore ; et de marcher, — il exécute ce qu'on lui dit.

Ces opérations successives ne se font pas toujours avec la même régularité ; pour arriver à ce résultat il faut employer plusieurs séances et même avoir recours à certains moyens détournés ; — un de mes élèves alors, M. le Dr Foveau, dit un jour à Gabrielle, atteinte d'une paraplégie datant de sept mois, qui avait résisté à tous les moyens de traitement, qu'elle n'était plus Gabrielle (après l'avoir hypnotisée bien entendu), — qu'elle était Anna son amie, laquelle était tout à fait alerte. Elle accepta ainsi le changement de personnalité ; elle prit les gestes, les intonations de son amie, elle s'incarna si bien en elle que, grâce à cette substitution de personnalité, M. Foveau put lui dire un jour : « Anna, viens avec moi et marche. » — La suggestion réussit au complet et à partir de ce jour la malade entra en convalescence (2).

(1) Bottey, *loco citato*.

(2) Luys, Gazette des Hôpitaux. — Mai 1887. — Nouveau cas de guérison de paraplégie hystérique par la suggestion hypnotique, recueilli par le Dr Foveau.

Le sujet paraplégique, incapable de se mouvoir sous l'action de muscles volontaires, est donc capable de marcher sous l'invitation venue d'autrui sous forme de suggestion. — On le laisse ainsi dans cette période de somnambulisme aller, venir, se promener même, pendant un certain nombre d'heures ; et alors on assiste à ce spectacle étrange de cet individu somnambulique, dont les yeux sont ouverts, qui répond à tout ce qu'on lui dit, et qui va, qui vient, qui marche librement, sans se soucier de son état, et cela d'une façon tout à fait inconsciente. — Il paraît avoir à sa disposition toutes ses énergies motrices, et cependant il n'en est rien ; car vient-on à le réveiller instantanément, le charme est rompu, et il retombe tout d'un coup dans son impotence primitive qui est toujours sous-jacente.

Les facultés locomotrices étant ainsi au point de vue de leur mécanisme intime remises en éveil par ce moyen détourné, pour parfaire la guérison il ne reste plus qu'à les rétablir dans leurs rapports naturels avec les institutions psycho-motrices de la volonté. Le sujet étant placé en période de somnambulisme, on lui donne alors la suggestion définitive ainsi formulée : « Tu vas te réveiller au bout d'une minute et « à ton réveil tu feras dix pas. » — L'action suggestive s'opère régulièrement, les dix pas sont faits et le onzième reste impossible. — Le lendemain on sollicite vingt pas, puis le surlendemain trente pas, puis au bout de trois ou quatre jours on ordonne au sujet de marcher librement. — C'est à l'aide de ces procédés simples et méthodiques qu'il nous est arrivé de faire dans ce domaine spécial de la neurologie des guérisons véritablement miraculeuses et chez des sujets qui étaient impotents depuis douze à quatorze mois.

DE L'HYPNOTISME DANS LE DOMAINE DE LA PATHOLOGIE MENTALE

Dans le domaine de la pathologie mentale, l'intervention des pratiques de l'hypnotisme ne m'a pas encore donné des résultats aussi précis que dans toutes les autres classes de la pathologie nerveuse, et cela par le fait d'une cause toute naturelle qui est l'essence même de la folie. — Dans ce domaine spécial en effet, la première condition indispensable pour produire l'état hypnotique, l'acquiescement du sujet, ainsi que son attention prolongée, est complètement irréalisable ; — or, nous savons tous combien il est difficile de fixer l'attention d'un aliéné, combien la suractivité automatique des régions psychiques est intense et incoercible, puisque c'est précisément elle qui est cause du délire. — Allez donc demander à un agité de rester quelques minutes tranquille ? à un halluciné, à un persécuté, de fixer son regard sur un miroir en rotation ? — Autant lui demander de faire un acte raisonnable et correct.

Dans l'état actuel des choses, nos moyens d'action pour diriger hypnotiquement les processus de la pathologie mentale sont complètement insuffisants, et j'estime que si on peut jamais produire l'état hypnotique chez les aliénés, il faudra avoir recours à d'autres procédés que ceux que nous employons journellement, et entrer dans leur for intérieur par d'autres portes que celles des impressions visuelles.

Mais si, dans les périodes aiguës de l'aliénation mentale, on ne peut rien tenter d'utile pour rétablir l'harmonie des fonctions cérébrales, dans les périodes de détente de la maladie, dans les intervalles lucides, chez certains sujets atteints d'hystérie latente, on peut avec certaines chances de succès arriver à produire d'heureux résultats à l'aide de l'hypnotisme.

Dans certaines formes de la paralysie générale au début, chez des sujets calmes, atteints de délire tranquille et de délire de satisfaction, la vue d'un objet brillant les fascine et les calme ; mis en présence des miroirs rotatifs, ils les fixent et s'endorment, et ils trouvent dans cet état de sommeil artificiel une véritable récupération des forces motrices inespérée. Le repos des nuits devient réparateur, et j'ai vu des sujets ainsi traités récupérer d'une façon notable une certaine dose d'énergie physique et mentale (1).

Chez des jeunes filles atteintes de trouble des facultés mentales (excitations délirantes) de nature hystérique j'ai pu déterminer dans certains cas le sommeil hypnotique et être frappé de la rapidité extraordinaire avec laquelle l'excitation prenait fin.

Dans la période de décours d'états phrénopathiques variés, — hallucinations, — mélancolie avec idées de suicide, j'ai été frappé de la façon rapide avec laquelle je pouvais produire l'hypnose, et surtout de l'action véritablement manifeste que l'état hypnotique exerçait sur la rapidité de la convalescence. — Ainsi j'ai vu certains sujets, dont la convalescence dans les conditions normales aurait exigé deux ou trois mois de traitement, qui, en quinze jours, à partir du moment où ils ont été

(1) Voir la communication que j'ai faite à la Société médicale des hôpitaux. — Séance du 12 avril 1889.

hypnotisés, se sont relevés rapidement et ont pu être rendus à bref délai à leur famille.

Ainsi, quoique nous ne puissions pas obtenir en pathologie mentale, jusqu'à présent, des succès aussi éclatants et aussi nombreux que ceux que nous avons signalés dans les diverses formes vulgaires des névropathies, j'estime néanmoins que dans ce cadre spécial il y a des recherches nombreuses à faire, et qu'à l'aide de méthodes nouvelles il sera possible d'obtenir des résultats plus sérieux. — Pour le moment nos moyens d'action sont très limités, mais néanmoins ils peuvent compter pour quelque chose puisqu'il nous est possible de diminuer l'intensité de certains symptômes, d'éteindre certaines hallucinations lorsqu'elles ne sont qu'au début, et avec elles certaines idées de persécution qui jouent un rôle si considérable dans les diverses perturbations mentales.

J'ajouterai encore à cette liste les résultats avantageux de l'application du sommeil hypnotique à certaines formes de la paralysie générale au début, que j'ai vues très notablement améliorées.

APPLICATIONS CHIRURGICALES

Au début de l'apparition de l'hypnotisme, alors que Braid avait montré que les sujets hypnotisés étaient insensibles aux excitations extérieures, les chirurgiens eurent l'idée d'employer cette pratique pour faire certaines opérations. — Effectivement un certain nombre d'entre eux eurent l'occasion de la mettre à l'essai et d'en tirer quelques avantages. Mais depuis la merveilleuse découverte du chloroforme au point de vue de l'anesthésie chirurgicale, ces tentatives furent très justement laissées dans l'oubli.

Actuellement, les applications de l'hypnotisme à la thérapeutique chirurgicale sont complètement nulles, puisqu'elles ne s'adressent qu'à une population restreinte, la classe des hypnotisables; — mais il faut bien le dire, si cette classe de sujets, par l'emploi de procédés nouveaux, devient plus dense, il est possible que dans certains cas on pourrait pratiquer la fascination et obtenir ainsi une anesthésie artificielle dont on pourrait prolonger la durée sans inconvénients.

Dans l'état actuel des choses, dans notre milieu de sujets hypnotiques, lorsqu'il y a une petite opération à leur faire, un abcès à ouvrir, un corps étranger à extraire, une ou plusieurs dents à extirper, je n'hésite pas à hypnotiser le sujet et à le livrer au chirurgien.

Il m'arrive même assez souvent d'avoir un certain nombre de sujets qui ont des dents à faire arracher, je les mets en somnambulisme lucide, je m'adresse aux dentistes de la Charité qui font l'examen de la bouche à loisir, et pratiquent l'enlèvement des dents malades tandis que le sujet, toujours insensible, ne garde au réveil aucun souvenir de l'opération qu'il a subie et se trouve tout étonné de trouver au réveil — dans sa main la dent arrachée.

APPLICATION DE L'HYPNOTISME DANS LE DOMAINE DE L'OBSTÉTRIQUE

La pratique de l'hypnotisme appliquée à l'art des accouchements n'a pas encore fourni de résultats bien efficaces ; vous pourrez lire à ce sujet le très intéressant travail du Dr Auvrard qui résume d'une façon très consciencieuse ce que nous savons sur la question.

J'ai eu à enregistrer un seul fait de ce genre qui ne paraît pas destiné à encourager des tentatives hypnotiques dans ce domaine spécial. — L'an dernier j'avais dans mon service une jeune femme hypnotique que j'avais conservée jusqu'au dernier jour de sa grossesse pour la faire bénéficier de l'anesthésie léthargique au moment où elle devait accoucher. — Lorsque les douleurs arrivèrent, elle fut hypnotisée et mise en léthargie, mais cela fut parfaitement inutile, car l'intensité des douleurs du travail furent telles qu'elle amena le réveil naturel de la malade, et on fut obligé d'avoir recours au chloroforme pour terminer l'accouchement (1).

En résumé, on voit, d'après l'exposé des faits que nous venons de citer, que les procédés pour produire soit le grand, soit le petit hypnotisme, sont susceptibles de rendre des services indiscutables à la thérapeutique des maladies du système nerveux.

On voit en outre qu'à mesure que les moyens d'hypnotisation se perfectionnent, le champ des actions hypnotiques s'étend plus loin; — c'est grâce à ces moyens d'action nouveaux que j'ai pu pénétrer dans ce domaine jusqu'ici inexploré des maladies chroniques du système nerveux, les modifier heureusement, et amener ainsi à bref délai des guérisons aussi surprenantes que rapides et

(1) J'ai eu par contre tout récemment dans mon service l'observation d'une femme qui accoucha *sans aucune espèce de douleur*, après avoir au préalable été entrainée pendant plusieurs semaines à l'aide de nos procédés de fascination habituelle. — Cette observation va être publiée avec tous ses détails par M. le Dr de Grandchamps, mon chef de laboratoire.

inattendues (Paralysie agitante, tics choréïques, monoplégie, anesthésies, etc.).

Ce qui caractérise encore cette nouvelle méthode de traitement et qui sollicite justement son application, c'est, je ne saurais trop le répéter, que non seulement elle est efficace, mais encore qu'elle *n'est pas nuisible*. — Ce n'est pas une substance active, pesante et matérielle, qui entre dans l'économie et y développe ses énergies propres. C'est un agent physique, impondérable, qui se manifeste d'une façon purement dynamique, dans l'intimité de la trame nerveuse et qui la pénètre à fond. Il se comporte comme les courants électriques, comme les courants magnétiques, sans déterminer de réactions douloureuses et ne laisse comme traces de son passage que des effets sédatifs et bienfaisants. — Voilà les faits indéniables, et j'ajouterai que jusqu'à présent je n'ai encore constaté aucun effet nocif de cette nouvelle méthode thérapeutique, en suivant les indications que j'ai précédemment formulées.

DE L'ACTION EXERCÉE A DISTANCE PAR LES CORPS AMBIANTS SUR LES SUJETS EN ÉTAT D'HYPNOTISME

A propos des applications des actions hypnotiques à la thérapeutique du système nerveux, je crois devoir vous dire quelques mots sur une nouvelle méthode de traitement, dérivée des précédentes recherches et qui, sans aucun doute, à mesure qu'elle sera mieux connue, mieux envisagée par ses côtés scientifiques, est destinée à avoir des conséquences thérapeutiques d'une notable importance.

Je veux parler de cette action si spéciale qu'exercent les corps tenus soit à distance, soit en contact avec la peau des sujets hypnotisés, et des manifestations étranges que ces agents produisent, aussi bien dans le domaine des choses physiques de l'organisme que dans le domaine des choses purement psychiques. — Vous avez déjà vu des expériences de cette nature dans le cours de ces conférences.

Ces curieuses expériences ont été dans ces derniers temps communiquées au monde médical et, il faut le dire, — faute d'une expérience suffisante et d'une compétence spéciale de la part des personnes chargées de les contrôler, elles ont été mal acceptées, et taxées assez légèrement de *fantaisies et de caprices*. — Mais vous le saurez, Messieurs, peut-être vous aussi à vos dépens, et l'histoire de la science est là pour vous le prouver, les verdicts des Académies n'ont pas la propriété d'étouffer ce qui a en soi de la vie. — Et je n'hésite pas à vous le dire, tous les esprits réfléchis et indépendants qui voudront bien sans parti pris se donner la peine d'étudier les questions que j'ai posées, et surtout ceux qui voudront bien se donner la peine d'expérimenter par eux-mêmes comme je l'ai fait depuis plusieurs années, sur des sujets d'âge et de sexe différents, reconnaîtront qu'il y a quelque chose de réel et de vrai dans tout ce que j'ai dit à ce sujet, et que — si ces données nouvelles des actions des corps à distance bouleversent en apparence tout ce que nous croyons savoir en physique, c'est que notre physique, en 1888, oscille dans un cadre trop restreint; — c'est qu'elle n'a pas encore englobé dans son domaine tous les phénomènes cosmiques qui se passent incessamment autour de nous, ainsi que toutes ces actions infinitésimales de l'électricité, de la lumière et du magnétisme, phénomènes invisibles, dont la plupart échappent à l'action de nos sens imparfaits.

Pour arriver, en effet, non pas à comprendre le mécanisme intime, mais à considérer avec moins d'étonnement tous ces phénomènes si curieux de l'action des corps ambiants sur les sujets en état hypnotique, il est bon d'appuyer nos moyens d'instruction sur des données préalables qui vont nous servir de point de départ.

1° Il faut d'abord être convaincu de ce fait capital, qui est la première des conditions de ces phénomènes, — c'est que l'individu en état hypnotique est une individualité à part, *extra-physiologique*. — C'est un être déséquilibré au point de vue de ses actions nerveuses, et chez lequel, alors que certains territoires de son système nerveux sont en période d'inhibition, d'autres sont portés à un état d'exaltation extrême; cet état de déséquilibration des forces nerveuses place le sujet, *ipso facto*, hors de la portée commune, en donnant à certains plexus sensoriels, à certaines régions émotives une finesse et une intensité insolites, si bien qu'ils sont, par rapport à nous, comparables à certains appareils galvanométriques pourvus de plusieurs centaines de tours de fils, alors que nous, nous en sommes réduits à sentir le monde extérieur avec les grossiers appareils sensitifs qui nous servent tous les jours. — Il ne faut donc pas juger les hypnotisés à la mesure commune, ni comparer leurs aptitudes de réceptivité aux nôtres. — Leurs rapports avec le milieu ambiant ont complètement changé; leurs plexus nerveux en état d'éréthisme extra-physiologique deviennent, je vous le répète, comme des appareils multiplicateurs qui révèlent les vibrations infinitésimales irradiées des corps ambiants, avec une exquise sensibilité, alors que nous, réduits à nos seules ressources, nous n'avons aucune notion des ébranlements qui les suscitent. — N'avez-vous pas vu des sujets *sentir* la couleur d'une boule colorée à travers l'épaisseur d'un écran de bois? Dans la figure 4 de la Planche III, Esther a pris cette physionomie si étrangement saisissante en présence de l'irradiation lumineuse d'un bouchon de carafe à travers un écran de bois de deux centimètres d'épaisseur?

Voilà déjà un point capital établi et qui nous indique avec quelles idées il faut aborder l'étude des phénomènes dont nous parlons, en ayant bien présent à l'esprit que le sujet hypnotisé est dans des conditions spéciales de réceptivité et à l'état de réactif ultra-sensible, ultra-affiné, pour subir les influences extérieures.

2° D'une autre part, il faut encore avoir présentes à l'esprit ces données courantes de la physique générale qui, quoique reconnues par tous les physiciens, ne sont pas cependant couramment acceptées dans l'interprétation des phénomènes journaliers. — Les personnes qui nous ont le plus critiqué m'ont toujours paru ignorer les lois générales de la constitution de la matière. — Ne sait-on pas, en effet, qu'il n'y a pas de repos dans la nature, que ce que nous prenons pour l'immobilité du repos d'un corps n'est autre chose que l'équilibre de forces opposées, que tous les corps grands et petits sont dans un perpétuel état de mouvement moléculaire et que leurs molécules et leurs atomes, entraînés dans un incessant mouvement gyratoire, n'ont du repos que les apparences. — Si bien que là où nous voyons et où nous croyons voir un corps inerte, sans mouvement et sans vie, là où nos sens grossiers ne sentent rien, ne voient rien, des sens plus affinés, des réactifs vivants plus parfaits deviennent aptes artificiellement à sentir les ébranlements de ces mille actions vibratoires et à révéler, en se mettant à l'unisson, les traces infinitésimales de leur passage. C'est l'histoire du courant magnétique qui aimante à distance un objet, de l'électricité d'induction qui à distance vient modifier l'état électrique d'un barreau aimanté, etc.; c'est l'histoire d'un instrument à cordes dont la corde ébranlée va à distance mettre en vibration la corde homonyme d'un autre instrument, etc... (1).

(1) « Absolument parlant, le solide n'existe pas. Prenons entre nos « mains un lourd boulet de fer; ce boulet est composé de molécules « invisibles qui ne se touchent pas, lesquelles sont composées « d'atomes qui ne se touchent pas davantage. La continuité que paraît « avoir la surface de ce boulet et sa solidité apparente sont donc de « pures illusions. Pour l'esprit qui analyserait sa structure intime, « c'est un tourbillon de moucherons rappelant ceux qui tournoient « dans l'atmosphère des jours d'été. . . . .

« Toutes ces molécules, tous ces atomes sont en *mouvement* perpé- « tuel, comme les mondes dans l'espace, et la structure des corps est « organisée par la force invisible. Dans l'hydrogène, à la température « et à la pression ordinaires, chaque molécule est animée d'une « vitesse de translation, de vibration, de circulation, de 2 kilomètres « par seconde.

« Tout corps organique ou inorganique, air, eau, plante, animal, « homme, est ainsi formé de molécules en mouvement.

« Notre propre corps n'est pas plus solide que le reste ; chaque « globule de notre sang est un monde (et nous en avons cinq mil- « lions par millimètre cube); successivement, sans arrêt ni trêve, « dans nos artères, dans nos veines, dans notre chair, dans notre « cerveau, tout circule, tout marche, tout se précipite dans un tour- « billon vital aussi rapide que celui des corps célestes. Molécule par « molécule, notre cerveau, notre crâne, nos yeux, nos nerfs, notre « chair tout entière se renouvellent, sans arrêt, et si rapidement, « qu'en quelques mois notre corps est entièrement changé. . . . .

« Avez-vous jamais approché un morceau de fer d'une aiguille « aimantée, librement suspendue? Quel merveilleux spectacle que « cette mobilité, ces palpitations, ces précipitations, cet affolement de « l'aiguille sous l'influence d'un objet, en apparence inerte, et qui agit

Tous ces phénomènes du monde physique que je ne fais que rappeler succintement ne sont donc que de véritables prolégomènes qui vont nous permettre d'aborder avec moins d'étonnement l'explication du curieux phénomène dont je vous entretiens. — Vous verrez ainsi qu'ils ne sont pas isolés, sans point d'appui avec les choses du milieu ambiant; mais bien au contraire, qu'ils se rattachent à l'aide de liens multiples aux phénomènes de la physique générale contemporaine dont ils ne sont que des corollaires inattendus et un des chapitres encore inexplorés.

Ceci dit, faisons encore un pas de plus, et pour aller avec transition, commençons par un phénomène simple et d'ordre purement physique.

Je prends un sujet à l'état de veille, puis je saisis un petit barreau d'aimant, de quatre à cinq centimètres de long, et apte à soutenir un poids de trois grammes. — Pour procéder dans les mêmes conditions que celles auxquelles nous allons tout à l'heure avoir recours, je place ce petit barreau d'aimant dans un tube de verre, et pour éviter la réflexion des rayons lumineux sur la peau du sujet, ce tube de verre est entouré de papier noirci : — j'applique ce tube ainsi préparé sur la peau de l'avant-bras du sujet éveillé pendant trois ou quatre minutes; — aucune réaction ne se produit. Voici un premier point établi.

« sur elle à distance! Nous observons une boussole au fond d'une « cave hermétiquement fermée : un régiment passe sur une route « voisine et la boussole s'agite, influencée à distance par les baïonnettes d'acier. Une aurore boréale s'allume-t-elle en Suède? la « boussole la ressent à Paris. Que dis-je? Les fluctuations de l'aiguille « aimantée sont en relation avec les taches et les éruptions solaires. « La physique nouvelle est la proclamation de l'Univers invisible. »

(Camille Flammarion, *Étoiles et Atomes*. — Supplément du *Figaro*, 25 septembre 1886.)

Je mets maintenant le sujet en état léthargique, les choses vont prendre alors une toute autre allure. — Je place un écran noir devant ses yeux pour qu'il ne voie pas ce qui va se passer, puis, à une distance de cinq à six centimètres, au devant de la peau de l'avant-bras, je présente l'extrémité du tube de verre chargé de l'aimant, et au bout de trois ou quatre secondes on voit apparaître des contractures ; le sujet est donc devenu sensible à l'action du fluide aimanté sur la peau de ses avant-bras, sur la peau de la face, et lorsque le tube est présenté çà et là, les muscles sous-jacents se contractent. — Chez certains sujets, ainsi que vous pouvez le voir sur la figure 3, Planche V, l'action à distance du petit barreau aimanté détermine une contracture violente de tout un côté de la face. — Maintenant, si j'éloigne le barreau aimanté du sujet dont les yeux sont toujours cachés par l'écran, je constate encore combien cette sensibilité devient exquise, puisqu'en éloignant insensiblement de lui ce barreau aimanté jusqu'à la limite de neuf mètres, il est encore sensible aux rayonnements infinitésimaux de l'aimant, et en lui présentant cet aimant devant la peau des avant-bras, on voit les muscles se contracter incontinent. — Il y a donc là un état tout spécial d'hyperesthésie qui s'est développé chez le sujet hypnotisé et qui le rend apte comme un galvanomètre à sentir des vibrations magnétiques insensibles pour nous tous ; — et vous avez vu au début que celles-ci étaient inaperçues pareillement pour sa peau, il y a quelques minutes, alors qu'il était encore à l'état de veille.

Maintenant ces curieuses réactions de contractions musculaires sous l'influence d'un barreau aimanté ne sont pas propres au fer seul, en tant que métal aimantable ; on peut les déterminer chez le même sujet ou chez des sujets différents à l'aide d'une autre gamme de métaux ; — c'est ainsi que j'ai successivement employé des disques de cuivre, de laiton, de zinc, de plomb, de nickel, d'antimoine, d'argent, d'or, etc., et j'ai reconnu que chacun de ces métaux semblait avoir un magnétisme propre pour tel ou tel groupe de muscles, les uns agissant plus particulièrement sur les muscles moteurs soit du pouce, soit de l'index, de l'annulaire, du petit doigt, d'autres sur les lombricaux, etc. — L'expression de la main est variable suivant les radiations irradiées de métaux différents.

Le sujet, comme un véritable réactif automatique, répercute les incitations spécifiques qui lui sont transmises et, par une sorte d'aimantation appropriée à chacun d'eux, il fait à chaque métal des réponses dissemblables.

Ce sont là des phénomènes simples, faciles à constater et qui ne présentent pas d'embarras ni matière à discussion.

Nous arrivons donc à formuler ces déductions purement physiques, que nous allons voir s'amplifier successivement.

Chez un sujet en état hypnotique on peut, à l'aide d'un barreau de fer aimanté, agir *à distance* et déterminer des contractions musculaires.

On peut, à l'aide d'autres métaux *tenus à distance*, déterminer pareillement des contractures, chaque métal paraissant avoir une action élective sur différents groupes de muscles.

Ces données étant admises, faisons encore un pas de plus.

Si à la place du barreau aimanté qui, placé à une certaine distance du sujet hypnotisé, a sollicité des réactions variables de ses fibres musculaires, si, dis-je, nous plaçons dans ce tube un corps solide, liquide ou gazeux, que va-t-il se passer?

En vertu de cette réceptivité exquise du sujet hypnotisé, en vertu de ces vibrations incessantes des molécules de la matière en mouvement, chaque groupe de ces molécules va produire, par un mécanisme analogue à celui des vibrations magnétiques, des réactions similaires. Et c'est ainsi que si vous présentez devant ce réactif de chair vivante, devant ces plexus sensitifs du sujet hypnotisé en état d'hyperesthésie extrême, des molécules douées de mouvements vibratoires incessants et pourvues *d'énergies spécifiques propres*, vous impressionnerez d'une action spécifique propre pareillement ces mêmes plexus; — et suivant les territoires nerveux devant lesquels elles auront été présentées, suivant les zones sensitives intéressées, vous obtiendrez des réactions différentes. — Placez par exemple un tube de verre contenant une substance active en solution (Spartéine, Strychine) au niveau de la région du cou, véritable carrefour où il y a tant de plexus de la sensibilité générale et de la vie végétative qui passent et s'entrecroisent en tous sens, vous aurez des réactions excessivement variées : — les unes impressionneront les nerfs laryngés et détermineront le spasme de la glotte; — d'autres les nerfs du corps thyroïde et détermineront son gonflement avec exorbitisme ; — d'autres, par l'intermédiaire du pneumo-gastrique et du sympathique, iront troubler l'innervation du cœur et celle des mouvements respiratoires, etc. — Il est d'autres substances qui, douées d'une énergie spécifique différente, d'un rayonnement plus intensif, iront jusque vers les viscères abdominaux, déterminer des efforts de vomissement et des effets purgatifs.

Il y a donc là, dans cet ordre de phénomènes, toute une série de choses étranges, inattendues, qui dépistent tout ce que nous croyons savoir en physique physiologique, mais qui en définitive sont des faits patents, réels, vérifiés par un grand nombre d'observateurs déjà, et qui à bref délai sont destinés à devenir des vérités consacrées. — Seulement il faut vouloir prendre la peine de les observer, de les répéter et de procéder avec calme et lenteur, car elles sont d'une délicatesse extrême, et il faut avoir la clef de leur mise en évolution.

Mais, à côté de ces spectacles inattendus dont je ne fais actuellement que vous tracer un tableau raccourci, il y a toute une autre série de phénomènes non moins intéressants et qui sont destinés à avoir une importance capitale dans le domaine de la psychologie expérimentale, que je tiens encore à vous signaler et à vous faire voir dans leurs phases caractéristiques. — C'est ce chapitre des émotions insolites, c'est cette mise en activité des actions psychiques qui peuvent être ainsi sollicitées expérimentalement, et surgir au gré de l'expérimentateur, que je tiens à vous faire connaître, et cela à l'aide de certaines substances appliquées en certains plexus périphériques qui sont en rapport avec elles et leur servent en quelque sorte de porte d'entrée. On peut voir (pl. X) différents spécimens d'émotions variées, provoquées chez le même sujet par différentes substances — et ces émotions, prises sur le vif, ont varié du tout au tout, suivant que le tube incitateur était présenté aux plexus nerveux du côté droit ou du côté gauche. —Dans la figure 1 de la planche X, c'est l'exposition de l'effroi le plus caractéristique qui est déterminé par un tube contenant de l'essence de thym. Dans la figure 2, c'est une solution de chlorhydrate de morphine, qui, placée devant l'œil gauche, détermine cette expansion de béatitude si caractéristique. — Dans la figure 3, c'est la même solution qui est en jeu, seulement elle est placée devant l'œil droit. — De là des manifestations inverses, la physionomie exprime un sentiment de violente colère, le bras gauche est contracturé. — Dans la figure 4, le sujet est sous l'action du sulfate de strychnine. Le tube est présenté du côté droit du sujet, qui semble écoûter agréablement quelque chose qui le fait rire, etc. (1).

Sans vouloir, Messieurs, nous laisser aller à des illusions décevantes, je ne fais que poser cette question aux thérapeutistes de l'avenir : si nous tenons en quelque sorte en main des moyens d'action pour agir sur telle ou telle note de l'émotivité humaine, peut-être serait-il possible un jour de trouver des agents appropriés pour rétablir l'équilibre troublé dans les régions émotives, solliciter celles qui sont torpides et calmer celles qui sont en état d'éréthisme incoercible. — La thérapeutique s'adressant directement à l'élément psychique de notre être, le traitement moral des vesanies sera-t-il un jour une réalité ?

En résumé, Messieurs, après cette petite excursion dans le domaine des explications théoriques de ces nouveaux phénomènes, j'ai tenu à vous montrer que toutes ces études nouvelles si critiquées, si mal connues, de l'action des substances à distance, ne sont pas en définitive

(1) Voir, pour plus de détails, mon travail *Sur les Émotions chez les Hypnotiques*. Paris, 1889, Lefrançois, éditeur.

aussi insolites, aussi étranges qu'au premier abord elles le paraissent. — Vous avez vu qu'elles s'enchaînent les unes les autres, depuis les réactions les plus simples, celles du barreau aimanté qui fait contracter les membres du sujet hypnotisé, jusqu'aux réactions les plus complexes qui mettent en émoi les différentes cordes de l'émotivité humaine. Tout se tient en ce domaine comme les anneaux d'une chaîne continue, et en vous montrant ces modalités nouvelles de l'organisme elles vous font voir les applications plus larges et plus étendues de la physique générale.

Technique thérapeutique

L'action thérapeutique des substances médicamenteuses employées chez les sujets hypnotiques n'a pas encore été appliquée d'une façon suffisamment suivie pour donner lieu à des résultats précis; — la question des doses est encore complètement à créer, et sur ce point il est important d'agir avec une certaine précaution, attendu que chez certains sujets on peut déterminer sans le savoir encore des perturbations des mouvements respiratoires et circulatoires qui peuvent ne pas être sans danger. Les doses que j'emploie d'habitude sont une solution au dixième de la substance active dans de l'eau distillée.

Les effets dynamiques de l'action des substances varient suivant la nature de chacune d'elles ; néanmoins il ne faut pas s'étonner si dans certaines circonstances on obtient des réactions à peu près similaires. — Il faut défalquer des réactions obtenues celles produites par la réflexion des rayons lumineux du tube de verre agissant sur le sujet, et celles du liquide tenant en suspension la substance active. — Il ne faut pas trop se presser d'enlever le tube dans ces conditions, ce n'est quelquefois qu'au bout de huit à dix minutes et même de plusieurs heures que l'action isolée de la substance active seule se dégage ; ainsi j'ai vu un sujet qui, ayant été en contact avec un tube contenant du cognac, pendant près de trois quarts d'heure après l'ablation de ce tube, n'en n'avait ressenti aucun effet apparent ; ce n'est qu'au bout de ce temps qu'il fut pris de catalepsie, d'excitation ébrieuse et de titubation. — Chez un autre sujet hystérique qui avait été mis en contact avec un tube contenant un centigramme de pilocarpine, la réaction sudorale ne s'est manifestée que six heures après l'ablation du tube.

Lorsque la dose de substance active a été heureusement proportionnée à l'état de réceptivité du sujet, la réaction se fait d'une façon assez rapide au bout d'une minute ou deux ; et alors cette réaction porte, soit sur le domaine des phénomènes physiques (action sur le cœur, sur le poumon, congestion de la face, sudation, contractures, etc.), soit sur les manifestations de l'activité psychique (effroi, terreur, satisfaction, joie, etc.). — Tous ces phénomènes se développent d'une façon automatique, et, lorsque le tube est maintenu d'une façon prolongée, ils affectent une allure intensive. — Il suffit d'enlever le tube et de le tenir éloigné pour voir toutes les manifestations précédentes s'éteindre insensiblement et être remplacées par un état de calme. — Néanmoins il est incontestable que les sujets dont le système nerveux a été ainsi traversé par des bouleversements plus ou moins prolongés est modifié d'une façon spéciale. Il est incontestable qu'un grand nombre de substances spécifiques peuvent laisser une empreinte pareillement spécifique dans l'organisme et qu'il peut en résulter au point de vue thérapeutique des modifications d'un heureux effet dont l'art de guérir pourra vraisemblablement mettre à profit dans l'avenir les ressources jusqu'ici inconnues.

Je vous répète, en terminant, cette recommandation expresse, qui est la condition fondamentale de la réussite des *expériences* de ce genre, lorsque vous avez soumis un sujet à l'action d'un tube chargé : laissez tranquillement le sujet *expurger* l'action spécifique de la substance qui l'a traversé; ne commencez pas à essayer l'action d'un autre tube, sans que l'action précédente soit épuisée, sans cela vous ne ferez qu'erreurs et confusion.

Le *criterium* du retour à l'état de viduité est l'apparition de la contractilité neuro-musculaire aux avant-bras. — Lorsqu'elle est bien franchement reparue, vous pouvez commencer une nouvelle expérience. Vous êtes certains alors qu'il n'y aura pas mélange d'actions dynamiques de différents corps. Il faut toujours partir de l'état léthargique pour commencer toute expérimentation.

DE LA TRANSMISSION A DISTANCE DES ÉMOTIONS D'UN SUJET HYNOPTISÉ A UN AUTRE (1)

Un des points les plus curieux que l'étude de l'hypnotisme m'a révélés dans ces derniers temps, c'est la possibilité de faire le transfert d'un sujet hypnotisé à un autre, non seulement des états hypnotiques variés qu'il traverse, mais encore des émotions expérimentales qui lui sont communiquées. — Et, c'est là encore un fait de psychologie bien curieux, puisqu'il nous permet d'agir ainsi à distance sur les régions émotives d'un sujet hypnotisé, et de modifier, à l'aide d'un lien sympathique artificiellement créé, les états divers de son émotivité (2).

Ainsi, je prends un sujet féminin A, je le mets en léthargie. — Je prends un autre sujet B, et le mets pareillement en léthargie. Je les rapproche et j'établis le contact en plaçant une main de l'une sur le poignet de l'autre; puis je fais passer A en catalepsie : immédiatement B passe en catalepsie et ouvre les yeux.

C'est alors qu'on voit se passer un phénomène étrange.

(1) *Bulletins de la Société de Biologie*, 29 juin 1888.

(2) Ces phénomènes, si extraordinaires qu'ils paraissent chez des sujets hypnotisés, ne sont en définitive que la répétition de phénomènes similaires que l'on retrouve à chaque pas dans le domaine de la neurologie. — Tous les médecins d'asile savent que dans les quartiers d'aliénés lorsqu'un sujet commence à s'exciter, une série de sujets sont pris successivement d'excitation concomittante. — Que dans les salles où il y a plusieurs hystériques, lorsque l'une d'elles est en attaque, ses compagnes sont plus ou moins impressionnées et prises d'attaques semblables. — Il y a aussi dans ce domaine une véritable contagion d'émotions morbides.

— Le sujet B, qui est beaucoup plus entraîné, recherche la prise du regard de son partenaire ; nous le voyons la rechercher par des mouvements intentionnels de la tête, rester fixé en arrêt sur les yeux de son partenaire ; — et il est curieux de voir qu'au bout de quelques minutes ces deux sujets, fascinés par leur regard réciproque, retombent de part et d'autre en léthargie.

Je recommence l'expérience, et le sujet A ayant été rapidement amené à l'état somnambulique, le sujet B arrive, *motu proprio* dans le même état, et commence avec son partenaire une conversation, l'interrogeant sur sa situation sociale, son nom, ses occupations.

Dans ces conditions les deux sujets étaient encore rapprochés, et on pouvait croire qu'ils pouvaient se guider par la vue dans la succession des diverses phases de l'hypnotisme qu'il avaient suivies parallèlement.

Je les isolai alors et les mis chacun dos à dos, à six mètres de distance, et alors je procédai de la même façon. Les deux sujets étant placés d'abord en léthargie bien constatée de part et d'autre, je mis tout d'abord B en catalepsie ; A immédiatement passa en catalepsie. — Je fis passer ensuite B en somnambulisme, et A suivit aussitôt. Les réactions du second sujet furent toujours presque instantanées. — La présence d'un écran de carton d'un centimètre d'épaisseur apporta un léger ralentissement dans l'apparition des phénomènes.

Bien plus, en poursuivant la série des mêmes phénomènes, je fis le réveil de B en lui soufflant sur les yeux, et A, placé, comme je l'ai dit, à 6 mètres de son partenaire, se réveilla instantanément, témoignant tout son étonnement de se trouver réveillée spontanément, sans que personne fût devant elle à lui souffler sur les yeux.

Ces phénomènes ayant été enregistrés avec soin, je passai à une série d'expériences suivantes, dont la netteté a été aussi manifestement démontrée.

Sachant, par des expériences préalables, que les sujets A et B avaient l'un et l'autre les mêmes antipathies pour les boules de verre colorées en bleu, et les mêmes attractions pour les boules de verre jaunes, je les mis comme précédemment en léthargie, le dos tourné, à six mètres de distance. — Je présentai inopinément à A une boule bleue : vive répulsion soudaine ; à l'instant même, le même état émotif se transmit à distance sur B, qui atteste par son regard irrité, ses gestes répulsifs, sa figure contractée, l'émotion profonde qui la traverse en ce moment.

Ceci étant bien constaté, je changeai la boule bleue et je présentai à A la boule jaune. — Changement immédiat dans la physionomie et les attitudes ; elle se précipite silencieusement sur la boule, s'en empare avec joie, et du même coup B, placée à 6 mètres, et, comme je l'ai dit, le dos tourné, se met à l'unisson ; son regard, sa physionomie, ses attitudes changent du tout au tout ; elle devient gaie, souriante, sans alléguer aucun motif.

Je fais passer ensuite l'une en somnambulisme, l'autre suit, et alors elles vont à l'encontre l'une de l'autre et entament une conversation au sujet des choses ravissantes que la boule jaune fait scintiller à leurs yeux et des images ambiantes qu'elles voient s'y réfléchir.

Le réveil de l'une détermine pareillement le réveil de l'autre. — On assiste encore avec surprise à ce phénomène étrange en vertu duquel ces deux sujets féminins qui, au début de l'expérience, s'étaient dévisagées avec une expression de méfiance et d'antipathie réciproques, se sont séparées, après l'expérience, en plein accord et reliées par des sentiments très sympathiques manifestés de part et d'autre.

La transmission sympathique des états émotifs d'un sujet à un autre étant constatée, il y avait à se demander comme conséquence naturelle, si les états spéciaux provoqués chez un sujet par l'action du cognac, de l'eau, de la valériane, etc..., n'étaient pas aptes aussi à se répercuter d'un sujet à un autre et à déterminer sympathiquement à distance des actions similaires.

J'ai donc institué des expériences dans cette direction, et je suis à même de dire que mes suppositions ont été pleinement confirmées. J'ai pu, par exemple, déterminer chez un sujet J les symptômes somatiques de l'ivresse, avec titubation, tremblement de la parole, hébétude mentale et impossibilité de la station, et voir chez le sujet T, placé le dos tourné, les mêmes manifestations se produire. Les réactions si caractéristiques de la valériane ont été, de part et d'autre, répétées d'une façon identique.

Ces expériences délicates, que j'ai répétées à plusieurs reprises, en présence des personnes qui suivent les travaux de mon laboratoire, sur des sujets différents, ne me laissent aucun doute sur leur réalité. — Elles mettent une fois de plus en évidence ce phénomène capital : l'hyperexcitabilité des régions émotives chez les hypnotisés, et leurs aptitudes à être sollicités par des incitations infinitésimales qui échappent à nos sens.

En présence de ces phénomènes si étranges, on se demande avec étonnement comment ces états psychiques que l'on développe expérimentalement sur un sujet donné peuvent se transmettre à distance à un autre sujet conjugué qui ne voit pas ce qui se passe et subit, sans s'en douter, les sympathiques incitations qui lui sont silencieusement transmises par son partenaire ! — Il y a encore là un nouveau champ d'études à parcourir, et qui est vraisemblablement destiné à être fécond en surprises. Jusqu'à quelles distances, en effet, ces actions sympathiques sont-elles susceptibles de se diffuser? Nous n'avons encore aucune donnée bien précise à fournir sur ce point délicat.

EXAMEN NÉCROSCOPIQUE DU CERVEAU D'UNE HYSTÉRIQUE HYPNOTISABLE

J'ai eu l'occasion de recevoir dans mon service à la Charité une femme hystérique hypnotisable, morte d'une maladie intercurrente, et dont j'ai pu examiner le cerveau. — Les occasions de ce genre, comme on le sait, ne sont pas fréquentes. — Je trouve que le récit de cette observation sera bien à sa place dans ce travail. C'est peut-être jusqu'ici le premier document nécroscopique à peu près complet qui existe sur l'anatomie pathologique de l'hypnotisme.

La nommée Henriette V..., 41 ans, employée de commerce, est entrée dans mon service à la Charité le 4 mars 1885, pour y être traitée de symptômes hystériques, caractérisés surtout par un état de surrexcitation sensitive, accompagnée d'une émotivité extrême.

Cette femme, dont l'intelligence est très nette, s'exprime avec une grande lucidité, et nous donne les détails suivants relatifs à sa vie pathologique et à ses antécédents.

Son père, mort jeune encore d une congestion cérébrale, était d'une nature nerveuse et impressionnable, sa mère est morte phtisique à 34 ans, sans avoir présenté d'accidents nerveux.

Elle a eu trois sœurs, toutes d'une très grande impressionnabilité qu'elles tenaient de leur père.

Quand à elle, à 5 ans elle a eu une fièvre cérébrale ; à 7 ans, la variole — et dès cette époque, sans cause connue, elle était sujette à des convulsions fréquentes. Elle fut réglée à 13 ans et la menstruation, irrégulière au début, ne devint normale qu'à partir de 16 ans. Dès l'âge de 13 ans on s'aperçut qu'elle était somnambule. — A 20 ans elle eut une pleurésie simple. —

A 24 ans, une forte attaque de choléra. — A partir de ce moment sa santé reçut une forte atteinte, elle tomba dans un état de souffrances presque continuelles. Les accidents nerveux qui apparurent plus tard n'avaient pas encore fait leur apparition d'une façon nette ; ils se préparaient cependant d'une façon latente. Ainsi on remarquait, dans son entourage, que ses tendances au somnambulisme s'accentuaient de plus en plus, et qu'à certains moments on pouvait la magnétiser. Une de ses cousines la magnétisait ainsi de temps en temps à l'aide du regard et des passes, pour calmer ces accès d'irritabilité nerveuse qui peu à peu se prononçaient d'une façon progressive.

Mariée à 18 ans, elle eut une fille quelques années après son mariage. Elle éprouva de violents chagrins domestiques ; son mari, d'un caractère brutal, la menait durement et surrexcitait ainsi l'état d'éréthisme nerveux dans lequel elle était presque constamment plongée : de là des causes de dépression multiples, auxquelles se joignirent des fatigues physiques incessantes, et la gêne progressive qui ont usé ses forces de résistance et l'ont conduite à réclamer les secours de l'Assistance.

Elle a été ainsi traitée successivement comme névropathique hystérique dans divers services des Hôpitaux, sans se trouver notablement améliorée. — Elle rencontra néanmoins une période de calme à partir du jour où on lui fit des injections de chlorure d'or, conseillées par Burck ; elle en ressentit un soulagement momentané notable, à ce point qu'elle put rentrer chez elle et pendant deux mois jouir d'une tranquillité relative. Au bout de ce temps, l'action des médicaments étant usée, elle fut reçue à l'hôpital et entra dans mon service.

Au moment de son arrivée, cette malade, qui s'exprimait avec facilité, présentait les manifestations d'un état d'hyperesthésie extrême ; on ne pouvait l'approcher, on ne pouvait lui parler, sans développer chez elle des tremblements avec claquement de dents. — Elle était dans le décubitus dorsal, elle ne pouvait se lever, se plaignait de douleurs rachidiennes, de névralgies intercostales, et en un mot d'une hyperesthésie générale sensorielle, avec hyperexcitabilité des muscles des membres qui fuyaient les moindres attouchements. La voix était basse ; la peau des mains était violacée, rougeâtre, humide ; par l'apposition d'un doigt on déterminait des plaques blanches ; la région ovarique gauche était douloureuse à la pression; en la comprimant on déterminait des inspirations anxieuses. Je n'ai pas constaté l'existence de zones anesthésiques. Les forces musculaires étaient dans les membres supérieurs et inférieurs très notablement diminuées; il n'y avait pas de paralysie, c'était une simple parésie généralisée. Depuis plusieurs mois la malade restait couchée. Le pouls était faible, fréquent (79 à 80 puls.) et variable. — Les pupilles étaient serrées, il n'y avait pas de troubles du côté de la vue, ni du côté de l'audition.

La peau de la face était pareillement le siège de rougeurs plaquées en différentes régions, et ces rougeurs succédaient à des pâleurs subites. La malade avait parfaitement conscience de son état, qui était plutôt caractérisé par une exaltation générale de ses facultés et une susceptibilité toute spéciale du caractère qui la faisait bondir et se susceptibiliser aux moindres incidents. Pour les plus minimes choses elle entrait immédiatement en éréthisme nerveux, devenait subitement aphone, et était prise de palpitations fréquentes avec état syncopal presque permanent. — Après avoir employé les remèdes usités en pareil cas, la malade me demanda de reprendre l'usage des injections de chlorure d'or dont précédemment elle avait tiré un si bon résultat. Elle fit elle-même ces injections comme d'habitude aux mêmes doses, et pendant cinq semaines elle en éprouva un véritable soulagement; les douleurs rachialgiques devinrent moins intenses, il est vrai, mais cette amélioration n'était que précaire, car la malade toujours alitée était dans le même état d'hyperesthésie, et atteinte de la même paresse pour se mouvoir.

En présence de cet état stationnaire et de ces manifestations si caractéristiques, j'eus l'idée d'employer les procédés de l'hypnotisation. — Sous l'action d'un objet brillant placé devant ses yeux elle tomba rapidement dans cet état mixte de catalepsie et de somnambulisme mélangés, sans léthargie. — Je pus dans une certaine limite la suggestionner, mais la suggestion, ne rencontrant pas un terrain préparé, restait sans effet; je fis plusieurs essais et je dus renoncer à ces pratiques en voyant qu'à chaque fois que j'avais essayé de la suggestionner au point de vue de sa mise en mouvement, je me trouvais en présence de symptômes inattendus de suffocation, d'asphyxie passagère et de spasmes de la glotte qui à un certain moment prenaient un caractère très inquiétant. — A partir de ce moment nous cessâmes toute médication active; l'emploi des injections de chlorure d'or, qui avaient été faites très abondamment, et qui à chaque point piqué de la peau avaient déterminé toutes les fois une ecchymose, tatouant sa surface en brun noir, fut abandonné. Je me bornai ainsi à faire de l'hygiène.

A ce moment je remarquai un phénomène étrange, qui au point de vue de ce que je rencontrai plus tard à l'autopsie mérite d'être signalé. Je constatai en effet que la malade, dont les fonctions digestives s'opéraient d'une façon régulière, prenait un certain embompoint; les parois du ventre devenaient épaisses, mates à la percussion; cette augmentation de volume était diffuse, dure, et me semblait tout à fait en dehors des choses normales que je croyais connaître. — Était-ce une péritonite plastique, une tumeur ovarique qui se développait? J'étais dans le doute à ce sujet. — Les choses allaient ainsi, lorsque à la fin de décembre de la même année, la malade fut prise par contagion d'un érésypèle malin qui régnait dans les salles, et fut emportée en trois jours.

AUTOPSIE

L'examen nécroscopique fut fait dans les conditions normales, le sujet ne présentant aucune trace de décomposition prématurée.

Au moment où le cerveau fut enlevé de la boîte cranienne une grande quantité de liquide céphalo-rachidien s'écoula, les méninges ne présentaient aucune altération, elles étaient pâles et comme lavées. La coloration de la substance corticale était blanchâtre; le cervelet et la protubérance, examinés à l'aide de coupes successives, étaient pâles et décolorés.

Le cerveau ayant été durci et conservé par les procédés usuels, présenta les dispositions suivantes.

LOBE DROIT

Face externe. — La particularité a natomique la plus intéressante que présente le cerveau de cette malade se rencontre sur le lobe droit.

Elle consiste dans l'écartement considérable du sillon de Rolando, au niveau de sa portion supérieure (a, a', a'', fig. XII). Les circonvolutions marginales, frontale et pariétale ascendantes sont fortement écartées l'une de l'autre, et l'espace compris entre elles est occupé par un pli insolite, innominé (a), qui remplit la totalité de cet intervalle ; ce pli est une émanation directe, une véritable projection de la masse même du paracentral ; — comparer avec *d* figure 2. — Ce pli, véritable enclave que jusqu'à présent je n'ai pas rencontré dans l'examen des nombreux cerveaux que j'ai examinés, présentait une épaisseur moyenne, et s'étendait de haut en bas jusqu'au milieu du sillon de Rolando. — Le lobe opposé ne présentait rien de semblable. La direction générale du sillon de Rolando, suivi sur le bord antérieur de la pariétale ascendante, n'offrait aucune autre particularité. La scissure de Sylvius paraissait dans les conditions normales, il en était de même de la scissure pariéto-occipitale, dont la continuité cependant était interrompue en K par un pli de passage, qui n'existe pas dans l'autre lobe. —Les sillons frontal supérieur, frontal inférieur et parallèle paraissaient dans les conditions habituelles ; il en était de même des autres scissures secondaires.

La frontale ascendante 6'6' s'élargit à la base. Renflée d'une façon égale sur son parcours, elle remonte en décrivant plusieurs flexuosités, pour se perdre dans la substance du lobe paracentral, qui s'étend jusqu'en d', figure 2.

La première frontale, mince à son origine, qui est effilée, se renfle peu à peu (c, fig. 1), pour se brancher sur la frontale ascendante ; à ce moment-là elle est bifide.

La deuxième frontale, très nettement séparée de la précédente, sans présenter de pli de passage, est très effilée à son origine, qui lui est commune avec la première frontale ; elle présente plusieurs flexuosités, se renfle un peu, et va se brancher à la partie moyenne de la frontale ascendante.

La troisième frontale, plus tortueuse que les précédentes, naît de la région orbitaire, suivant les dipositions habituelles; elle présente plusieurs flexuosités irrégulières et va s'implanter à la partie inférieure de la frontale ascendante, dans les conditions normales.

La pariétale ascendante (*ff'*) présente sur ce lobe une physionomie toute spéciale; elle est élargie à son extrémité inférieure et en continuité de substance avec la frontale ascendante; elle se rétrécit ensuite légèrement, puis se dilate en devenant fusiforme ; par son extrémité supérieure (*f*), elle forme des flexuosités nombreuses et se termine en partie dans le lobe paracentral correspondant, tandis qu'une autre partie de sa substance (g), répartie en flexuosités multiples et constitue le lobe pariétal supérieur. Un pli de passage K le relie au pli courbe. Cette circonvolution présente le long de sa continuité des incisures rudimentaires qui semblent être un commencement de bifidité.

Le pli courbe (*h*), d'une manière générale, représente les dispositions qu'on est habitué à lui voir ; il se relie en avant au pied de la frontale ascendante, et en arrière aux circonvolutions occipitales. Comme d'ordinaire la première temporale (*i*) vient se perdre dans sa concavité. Cette circonvolution qui à ce moment est très renflée présente des dispositions normales, elle est effilée à son point d'origine et, sauf son volume, ne présente aucune particularité insolite.

La deuxième temporale (*j*) dont elle est séparée par un sillon très accentué est vaguement dessinée ; sa continuité est interrompue par plusieurs sillons.

Face interne. — Les sillons et les plis se présentent à peu près avec leurs dispositions normales ; le sillon calloso-marginal nettement indiqué n'offre pas de pli de passage nettement apparent avec la région frontale superposée. La scissure pariéto-occipitale est très nette. La scissure calcarine est très nette aussi, il en est de même de la scissure des Hippocampes.

La circonvolution frontale interne (c) est très développée. — Elle commence par une extrémité assez épaisse au niveau du lobe orbitaire, et présente quelques flexuosités ; elle se perd dans la substance du lobe paracentral qui, en raison du lobule innominé que nous avons décrit en *a* figure 1, s'étend du sillon indiqué en *c'* figure 2 jusqu'en *d'*; — cette région du lobule paracentral présente donc en raison de ce pli surajouté un développement disproportionné avec les conditions normales. Ce lobule paracentral ainsi constitué est sillonné des incisures multiples.

La circonvolution calloso-marginale présente une extrémité antérieure fine, commune avec les précédentes. — Ses crêtes sont peu développées, et après avoir décrit en se renflant une courbe curviligne au-dessus du corps calleux, en *aa'*, elle se perd par continuité de substance dans le lobe carré. — Ce lobe carré (*e*) est très développé; de même que le paracentral, sa masse est disproportionnée avec ce que l'on voit d'habitude; il présente un sillon profond et des sillons secondaires plus ou moins accentués ; il se continue par un pli de passage profond avec la substance du lingual, et de là avec celle des hyppocampes que l'on voit en *h*.

Les circonvolutions occipitales (*f.*) sont relativement très nettement développées ; les plis du lingual sont aussi très apparents. Cette circonvolution est séparée de la circonvolution fusiforme (*g'*) par un sillon très nettement accusé.

La région orbitaire et la région de l'insula, examinées à l'état frais, n'ont présenté aucune particularité digne d'être signalée.

On voit en *j* la coupe antérieure de la couche optique et en *i* la série des fibres rayonnées qui viennent se grouper à son pourtour.

LOBE GAUCHE

Face externe. — Le sillon de Rolando (*a*) se présente avec son étendue, son inclinaison et sa continuité normales. — Les sillons frontal supérieur, frontal inférieur et parallèle ne présentent aucun caractère insolite ; il en est de même de la scissure de Sylvius. – La scissure pariéto-occipitale par contre est très profonde, très élargie, et sépare d'une façon abrupte, sans pli de passage, les régions du pli courbe et du lobe pariétal supérieur. — La scissure temporale parallèle est très nettement accentuée ; de même pour celle du fusiforme que l'on voit à la face interne.

Sur ce lobe c'est la circonvolution frontale ascendante *dd'* qui présente les caractères anormaux les plus accusés. Elle commence en effet par une origine bifide, elle se boursouffle ensuite et après avoir reçu la deuxième frontale est interrompue dans sa continuité par une incisure oblique ; au dela de cette solution, elle se reconstitue, légèrement flexueuse, et se gonfle sous forme de petite massue en *d*, pour se perdre dans la masse du lobe paracentral, au point *d* de la figure 4.

La première frontale commence au niveau de la région orbitaire par une extrémité effilée, d'une façon indépendante de la deuxième frontale ; elle forme quelques replis et va se perdre, suivant son mode habituel, par continuité de substance, à la partie supérieure de la frontale ascendante.

La deuxième frontale, très nettement isolée de la précédente, naît d'une façon indépendante de la région orbitaire (*c*), décrit quelques flexuosités et va se brancher sur la frontale ascendante, au moment où la continuité de celle-ci est interrompue.

La troisième frontale naît d'une façon très nette de la face inférieure et externe de la région orbitaire par une racine épaisse et vigoureuse, comme je l'ai déjà indiqué (1), forme plusieurs replis serrés les uns contre les autres et va se perdre par continuité de substance dans la portion bifide antérieure de la frontale ascendante. Cette troisième circonvolution frontale présente une constitution anatomique beaucoup plus précise et beaucoup plus homogène que celle du côté opposé.

La pariétale ascendante (*ff'*) offre, ainsi que la frontale ascendante, une semblable solution de continuité dans son parcours. Formant avec la précédente, à son origine, au bas du sillon de Roland, une anse habituelle, elle se présente sous forme d'un pli régulier, puis au bout d'environ trois centimètres de parcours, après avoir reçu l'extrémité antérieure du pli courbe, elle est coupée par une incisure transver-

(1) Voir : Luys, *Traité de Pathologie mentale*, mode de formation de la troisième frontale, p. 65. — Paris, 1881, Delahaye-Lecrosnier, éditeur.

sale. — Sa continuité se reconstitue, puis arrivée à la partie supérieure de son parcours elle présente une extrémité effilée, qui se perd dans la substance du paracentral indiquée en *e''* figure 4. Les replis du lobe pariétal supérieur auquel elle donne naissance sont très vigoureux, très fortement accentués et très épais ; ces replis se continuent d'une façon très nette avec les circonvolutions occipitales.

Les circonvolutions du pli courbe (*h*) se présentent avec leurs caractères normaux ; elles sont allongées, relativement minces et se terminent en avant par continuité de substance avec le pied de la pariétale ascendante (*f'*), et en arrière avec les circonvolutions occipitales.

La circonvolution temporale première (*i*) présente seulement quelques inflexions, elle est volumineuse et très bien constituée. Elle est séparée de la deuxième temporale par un sillon très nettement établi. Toute la région qui correspond à cette deuxième temporale présente des ondulations vaguement dessinées mais néanmoins bien développées. — Les circonvolutions du lobe occipital n'offrent aucun caractère spécial.

Face interne. — Les plis de cette face interne, à part leur profondeur, ne présentent au point de vue de leur direction aucune particularité digne d'être notée.

La circonvolution frontale interne *bb'* commence par une origine distincte, se renfle insensiblement et vient se perdre par continuité de substance dans le lobe paracentral en *d*. Cette circonvolution est plus fortement constituée que son homogène du côté opposé.

La circonvolution calloso-marginale (*cc'*) présente une disposition que je crois assez rare ; après s'être réfléchie au devant du corps calleux en effet, en *c*, elle devient bifide et se partage en deux plis concentriques ; le supérieur suit la direction habi uelle ; il présente un prolongement, un pli de passage qui le relie à la frontale interne, et son extrémité va se perdre à la base du paracentral correspondant. La portion inférieure de la calloso-marginale emboitée dans la précédente se termine au contraire, suivant la disposition habituelle, dans la masse même du lobe carré par continuité de substance.

Le lobe carré, étendu du point e' au point e'', présente dans ce cerveau un développement considérable qui en forme en quelque sorte la caractéristique, avec le pli innominé que j'ai signalé dans l'autre lobe (1).

Il est très nettement quadrilatéral; — par son bord antérieur il est séparé par un sillon profond du paracentral; par son bord postérieur la scissure perpendiculaire interne très profonde le sépare très nettement des circonvolutions occipitales; — par son bord supérieur il est en continuité de substance avec le lobe pariétal supérieur, et nous ferons remarquer combien les replis de ce lobe supérieur si vigoureusement constitué, ainsi que nous l'avons signalé en *g* (*fig.* 3), coïncide avec le développement concomitant de la masse même du lobe carré. — Ces deux régions de la face interne et de la face externe du même lobe constituent aussi dans la morphologie générale de ce lobe une région prépondérante.

La masse du lobe carré, par son angle antérieur, se continue, par continuité de substance, avec la portion inférieure de la calloso-marginale; son angle postérieur se continue avec le lingual d'une part et la circonvolution de l'hyppocampe (*h*) de l'autre.

Les circonvolutions occipitales (*f*) sont très bien développées; la scissure calcaline les sépare très nettement de la région du lingual.

La fusiforme (*g*) très nettement constituée est dans les conditions normales; elle est séparée par un sillon profond de la circonvolution de l'hyppocampe.

La région orbitaire, la région de l'insula, examinées à l'état frais, n'ont pas présenté d'anomalie appréciable.

On voit en *aa'* la section du corps calleux; en *j* la coupe antéro-postérieure de la couche optique et en *i* les fibres cérébrales groupées comme des rayons autour de la couche optique.

Comme complément de l'autopsie je dois ajouter les particularités suivantes.

(1) Si la région du lobe carré représente, ainsi que j'ai quelque raison de le supposer, le territoire affecté à la répartition corticale des impressions sensitives, le développement exagéré de cette région, chez un sujet dont la sensibilité et l'émotivité étaient dans un état d'exaltation extrême, rendrait assez bien compte des phénomènes observés pendant la vie.

Les parois abdominales dont l'épaississement, la matité et la dureté m'avaient si fort intrigué pendant la vie, étaient toutes converties en un état graisseux compact, dur et ferme à la coupe, dans lequel les fibres musculaires avaient presque complètement disparu; leur épaisseur était de 4 centimètres. Cette stéatose ne s'arrêtait pas là, tous les feuillets du mésentère étaient infiltrés de graisse jaune couleur beurre frais et ils étaient épaissis comme des feuilles de parchemin jaune et opaques. Les vaisseaux n'étaient presque plus apparents; l'intestin était blafard, sans injection. — Le tissu de la rate était mou. — Le foie petit, pâle, décoloré. — Les reins graisseux à la coupe et bosselés. — Les poumons ne présentaient aucune altération. Le cœur était de grosseur normale, légèrement graisseux, sans lésion valvulaire.

L'examen anatomique du cerveau de cette malade présente, au point de vue de la morphologie générale, ainsi que des symptômes observés pendant la vie, des particularités d'un véritable intérêt.

D'une part nous trouvons dans l'examen du cerveau des anomalies de structure qui sont tout à fait insolites. Ce pli cortical qui s'avance comme une enclave et qui écarte les lèvres du sillon de Rolando à la partie supérieure du lobe gauche est une disposition anatomique qui, à mon avis, est tout à fait exceptionnelle; je ne sais si ultérieurement on rencontrera cette lésion comme caractéristique de l'état hystérique, mais ce que je puis dire c'est que jusqu'à présent je ne l'ai pas encore rencontrée.

Le développement considérable des lobes carrés, surtout celui du lobe droit, est encore un fait qui mérite d'appeler tout particulièrement l'attention. Si l'on tient compte en effet des recherches anatomiques faites dans ces derniers temps, et qui tendent à faire admettre que les fibres de la sensibilité, allant se perdre dans l'écorce, sont réparties dans les régions postéro-externes de la couronne rayonnante autour de la couche optique, et si l'on veut bien examiner les rapports de voisinage qui existent entre ce groupe de fibres spéciales et le territoire cortical du lobe carré, on peut assez volontiers se laisser aller à considérer ce lobe carré comme le territoire spécial des localisations sensitives. — Cette hypothèse se trouverait très manifestement justifiée ici, d'une part par l'exquise sensibilité, par l'état de nervosisme permanent dont était atteinte cette femme, et d'autre part par le développement proportionnel et insolite de certaines régions de l'écorce affectées véritablement aux manifestations sensitives.

J'ajoute à ce propos qu'il y a déjà plusieurs années, alors que j'étais loin de chercher la localisation cérébrale des impressions sensitives, chez deux femmes âgées, anciennes hystériques, très intelligentes du reste, très énergiques, ayant conservé dans les périodes avancées de leur vie une grande impressionnabilité nerveuse, j'ai été frappé pareillement du développement des lobes carrés, ainsi que de celui des lobes paracentraux; leur cerveau que j'ai conservé en donne une preuve très-manifeste.

Ce sont évidemment là des données anatomiques qui ne sont que des documents d'attente; — je les donne pour ce qu'elles valent; mais néanmoins il est bon de fixer l'attention des anatomistes sur ce point, afin que le cerveau des hystériques soit dorénavant plus scrupuleusement examiné. — On trouvera certainement des vérités intéressantes dans cette voie, et il est vraisemblable qu'au fur et à mesure que les lésions seront mieux connues le cadre des maladies, dites essentielles ou nerveuses, sera diminué d'autant ; — on comprendra mieux ainsi l'inéluctable fatalité qui plane sur certaines existences déséquilibrées dès leur naissance, et vouées fatalement aux impulsions aveugles d'un cerveau mal pondéré et irrégulier dans sa contexture ; on se rendra ainsi mieux compte de la part de responsabilité qui leur incombe dans la plupart des actes excentriques et incompréhensibles dont elles sont si coutumières, et que nous jugeons d'une façon si fausse en les rapportant à la commune mesure dont elles sont organiquement exclues.

EXPLICATION DES PLANCHES

PLANCHE I

Fig. 1 — Schéma des différentes phases de l'hypnotisme. — La courbe ellipsoïde qui apparaît au milieu du dessin représente le graphique des phases successives des différents états hypnotiques. La direction des flèches indique la direction suivie par le processus hypnotique en évolution.

Le processus du grand hypnotisme a son point de départ à la portion culminante de la courbe, c'est l'état de veille. — Il s'avance rapidement en traversant les phases de somnambulisme franc, les phases intermédiaires (catalepto-somnambulique, — Petit hypnotisme, — Fascination), — puis les phases de catalepsie franche, pour arriver à la période léthargique, qui est la période la plus profonde, celle de l'obnubilation complète des facultés et l'antipode de l'état de veille.

A partir de ce moment le processus tend vers l'état de veille en suivant une direction inverse et ascendante. — Il s'élève ainsi des régions profondes de la léthargie à la phase du réveil en passant par l'état de catalepsie franche, par l'état catalepto-somnambulique (petit hypnotisme et fascination) et par l'état de somnambulisme franc, pour arriver ainsi progressivement au moment du réveil.

C'est dans cet ordre que la sériation des phénomènes se trouve normalement constituée, et on peut dire que les états hypnotiques, depuis l'état de veille du départ, jusqu'à l'état de veille du retour, constituent un véritable processus ou évolution circulaire et continue, dont les actes divers, successifs et strictement combinés, se déroulent chez tous les sujets bien entraînés, d'une façon identique.

Fig 2. — Portrait de D. à l'état normal.

Fig. 3. — Le même en période de fascination instantanée.

PLANCHE II

Fig. 1. — Esther en période de léthargie. — Abandon complet des membres qui retombent inertes. L'anesthésie est complète ainsi que le témoignent les deux épingles implantées dans la peau des avant-bras et dont on voit les têtes sous forme d'un point noir.

Fig. 2. — Esther en léthargie. Flexion des avant-bras en période d'hyperexcitabilité neuro-musculaire.

Fig. 3 et 4. — Dédoublement des émotions suivant que l'on touche avec un bâton le côté droit ou gauche du sujet. — Dans la figure 3 Esther est sollicitée du côté droit. C'est une émotion triste que l'on provoque. Dans la figure 4 elle est sollicitée du côté gauche, c'est inversement une émotion de gaîté qui est sollicitée.

PLANCHE III

Fig. 1 et *fig*. 2. — Sollicitation d'émotions variées par la présentation d'objets diversement colorés. — Dans la figure 1 le sujet, Clarisse, étant en léthargie, on lui a présenté une boule de verre coloré en bleu; instantanément elle s'est redressée, elle a pris une attitude répulsive, les poings fermés, la figure menaçante, le corps se rejetant en arrière.

Dans la figure 2 on a présenté au même sujet une boule de verre colorié en jaune, l'expression est tout à fait inverse, le sujet est attiré gracieusement vers la boule de verre.

Fig. 3 et 4. — On voit sur la figure 4 le bouleversement profond opéré dans l'attitude et la physionomie d'Esther par l'irradiation lumineuse d'un bouchon de carafe. On voit sur la figure 3 Esther à l'état normal, dont la photographie a été faite immédiatement avant qu'on lui présente le bouchon de cristal, le même jour, à la même heure. — Cette perturbation de la figure 4 s'est opérée instantanément.

PLANCHE IV

Fig. 1. — Expérience de dédoublement. — Hémicatalepsie. — Héméléthargie. — Le sujet, Marie, présente le côté droit en hémicatalepsie, et le côté gauche en héméléthargie avec hyperexcitabilité musculaire.
Fig. 2. Esther. — Sollicitations d'émotions tendres avec épanouissement de la face rien que par la position des doigts sur les lèvres.
Fig. 3. — Marie. — Développement de la physionomie courroucée rien que par la fermeture du poing de la main droite.
Fig. 4 — Même phénomène produit chez Esther par le même mécanisme.

PLANCHE V

*Fig.*1 et 2 — Période cataleptique. — Expression extatique chez Anna et chez Marie.
Fig. 3 et 4. — Esther actionnée par des aimants.
Dans la figure 1 un petit aimant est présenté à quelque distance de la joue d'Esther. — Il y a répulsion et distorsion des traits de la face. — Les yeux sont fermés. — Elle est en période léthargique, les bras sont raides.
Dans la figure 4 un fort aimant est placé à gauche, sur une petite table, à faible distance du sujet. — Au début de l'expérience le bras gauche était maintenu en l'air. — Il s'est peu à peu abaissé, et le mouvement élévatoire a été transféré au côté opposé. — Le bras droit en effet s'est peu à peu relevé. — Il va cesser et le bras gauche va se relever alternativement. Le sujet est en période de catalepsie, il a les yeux ouverts.

PLANCHE VI

Expression d'ensemble de l'état cataleptique.

PLANCHE VII

État cataleptique avec raideur des muscles et adaptations aux attitudes communiquées. — Le sujet, comme on le voit, est suspendu en l'air dans une attitude extra-physiologique, comme une véritable planche, et n'a d'autre point d'appui que la région de la nuque et celle des extrémités inférieures.

PLANCHE VIII

Fig. 1 et 2. — Expérience de dédoublement. — Comparer avec figures 3 et 4 de la planche II.
Dans la figure 1 Esther est actionnée par un tube contenant une certaine quantité de poivre. — C'est le côté gauche qui est en jeu. C'est une émotion gaie qui est sollicitée, comme on le voit sur la figure 4 de la planche II.
Sur la figure 2 le même tube de verre contenant du poivre est présenté au côté droit de la figure. — C'est une expression toute différente qui se développe alors, c'est une sorte d'étonnement désagréable qui se transforme en effroi.
Fig. 3. — État cataleptique. — Situation d'équilibre véritablement extra-physiologique. — Incurvation du tronc en arrière avec renversement de la tête.

PLANCHE IX

États somnambuliques.
Fig. 1. — Marie à l'état normal.
Fig. 2. — La même à l'état somnambulique, photographiée dans la même séance.
Fig. 3. — Anna à l'état normal.
Fig. 4. — La même à l'état somnambulique.

PLANCHE X

Émotions produites par des substances diverses (1).

Fig. 1. — Esther sous l'action d'un tube contenant une petite quantité d'essence de thym ; ce tube est appliqué au niveau de la nuque du côté droit, en arrière. — Elle est en proie à des hallucinations terrifiantes.

Fig. 2. — Esther sous l'action du chlorhydrate de morphine. — Le tube a été placé devant l'œil gauche, et la physionomie exprime un état de béatitude très net.

Fig. 3 — Le même tube a été placé ici devant l'œil droit du même sujet. — Phénomènes inverses. — La physionomie exprime une terreur profonde.

Fig. 4 — Esther est actionnée par un tube contenant du sulfate de strychnine. — Le tube est présenté du côté droit. — Elle semble alors écouter agréablement quelque chose de gai qui la fait rire (2).

PLANCHE XI

Groupe de huit personnes actionnées par un miroir à alouettes placé sur une petite table. — Développement presque instantanément, chez tous les sujets, de l'état cataleptique, ou plutôt somnambulo-cataleptique.

Tous ces sujets en effet gardent les attitudes qu'on leur a communiquées ; ils sont tous instantanément frappés d'anesthésie. — On peut leur pincer la peau, les exciter à l'aide de procédés différents, ils ne présentent aucune réaction ; de plus ils entendent et répondent comme dans l'état somnambulique, ils sont inconscients, ils ne savent pas l'endroit où ils se trouvent ni quelle est la personne qui les interroge. — De plus ils sont suggestionnables, ce qui a une très grande importance au point de vue des suggestions thérapeutiques qu'on peut leur communiquer.

PLANCHE XII

Reproduction photographique du cerveau d'une femme hystérique et hypnotisable.

Fig. 1. — Face externe du lobe droit. — On voit, à la partie supérieure du sillon de Rolando, un pli anormal qui s'enclave dans ce sillon dont les deux bords sont écartés.

Fig. 2. — Face interne du même lobe.

PLANCHE XIII

Fig. 1. — Face externe du lobe gauche du même cerveau.

Fig. 2. — Face interne du même lobe.

On remarquera le développement considérable du lobe carré.

(1) Ces quatre figures sont empruntées à mon ouvrage sur les *Émotions sollicitées chez les sujets hypnotiques*. Paris, 1888.

(2) Le même tube, présenté sur d'autres régions du tegument cutané, a sollicité les réactions caractéristiques de la strychnine, des convulsions violentes.

TABLE DES MATIÈRES

		Pages
Préface		v
Première leçon. —	Caractères généraux de l'hypnotisme	1
—	De l'état léthargique	32
—	Partie expérimentale	44
Deuxième leçon. —	De l'état cataleptique	50
—	Symptomatologie	55
—	Partie expérimentale	80
Troisième leçon. —	Du somnambulisme	89
—	Symptomatologie	95
—	Partie expérimentale	124
Quatrième leçon. —	Des suggestions	133
—	Symptomatologie	139
—	Théorie physiologique des suggestions	172
—	Expériences	182
Cinquième leçon. —	Médecine légale	187
—	Partie expérimentale	203
Sixième leçon. —	Petit hypnotisme. — Fascination	217
—	Partie expérimentale	224
Septième leçon. —	Applications thérapeutiques de l'hypnotisme	229
—	De l'action exercée à distance par les corps ambiants sur les sujets en état d'hypnotisme	253
—	De la transmission à distance des émotions d'un sujet hypnotisé à un autre	267
—	Examen nécroscopique du cerveau d'une hystérique hypnotisable	272
Explication des planches		285

Tours. — Imp. Deslis Frères, 6, rue Gambetta.

www.ingramcontent.com/pod-product-compliance
Ingram Content Group UK Ltd.
Pitfield, Milton Keynes, MK11 3LW, UK
UKHW021851190726
13855UKWH00001B/254